全科医学的临床方法

Clinical Method：A General Practice Approach

第 3 版

U0385129

主　编　Robin C. Fraser

主　审　路孝琴（首都医科大学全科医学与继续教育学院）

主　译　姜　岳（清华大学第一附属医院）

副主译　李天姿（首都医科大学全科医学与继续教育学院）
　　　　潘　琦（北京医院）

译　者（按姓氏笔画排序）
　　　　马艳红（北京市朝阳区高碑店社区卫生服务中心）
　　　　李　杰（首都医科大学全科医学与继续教育学院）
　　　　李天姿（首都医科大学全科医学与继续教育学院）
　　　　李恬恬（北京市朝阳区高碑店社区卫生服务中心）
　　　　杨凯文（北京市怀柔区琉璃庙镇社区卫生服务中心）
　　　　陈怡涵（首都医科大学全科医学与继续教育学院）
　　　　姜　岳（清华大学第一附属医院）
　　　　潘　琦（北京医院）

人民卫生出版社
·北　京·

版权所有，侵权必究！

First published in English under the title
Clinical Method: A General Practice Approach, 3rd edition
by Robin C. Fraser
Copyright © Robin C. Fraser

图书在版编目（CIP）数据

全科医学的临床方法 /（英）罗宾·C. 弗雷泽
（Robin C. Fraser）主编；姜岳主译 . —北京：人民
卫生出版社，2021.10
　　ISBN 978-7-117-32090-0

　　Ⅰ. ①全… 　Ⅱ. ①罗… ②姜… 　Ⅲ. ①家庭医学
Ⅳ. ①R499

中国版本图书馆 CIP 数据核字（2021）第 191921 号

| 人卫智网 | www.ipmph.com | 医学教育、学术、考试、健康，购书智慧智能综合服务平台 |
| 人卫官网 | www.pmph.com | 人卫官方资讯发布平台 |

图字：01-2021-1866 号

全科医学的临床方法
Quanke Yixue de Linchuang Fangfa

主　　译：姜　岳
出版发行：人民卫生出版社（中继线 010-59780011）
地　　址：北京市朝阳区潘家园南里 19 号
邮　　编：100021
E - mail：pmph @ pmph.com
购书热线：010-59787592　010-59787584　010-65264830
印　　刷：三河市尚艺印装有限公司
经　　销：新华书店
开　　本：710×1000　1/16　　印张：12
字　　数：222 千字
版　　次：2021 年 10 月第 1 版
印　　次：2021 年 10 月第 1 次印刷
标准书号：ISBN 978-7-117-32090-0
定　　价：59.00 元

打击盗版举报电话：010-59787491　E-mail：WQ @ pmph.com
质量问题联系电话：010-59787234　E-mail：zhiliang @ pmph.com

编　　者

Gary E. Aram, MB, ChB（利物浦）, MRCGP, DCH, DObst RCOG
英国莱斯特大学全科医学系讲师,莱斯特郡康特斯索普全科医生

Timothy J. Coleman, MD（莱斯特）, MRCGP
英国莱斯特大学全科医学系讲师,莱斯特全科医生

Robin C. Fraser, MD（阿伯丁）, FRCGP
英国莱斯特大学全科医学系教授,莱斯特全科医生

Brian R. McAvoy, BSc, MB, ChB（格拉斯哥）, MD（莱斯特）, FRCP, FRCGP, MRNZCCGP
英国纽卡斯尔大学威廉利奇初级卫生保健教授,曾任新西兰奥克兰大学伊莱恩·古尔全科医学教授、莱斯特大学全科医学系高级讲师

Pauline A. McAvoy, MB, ChB（格拉斯哥）, MRNZCGP
英国盖茨黑德和南泰恩赛德卫生局首席执行官,曾任新西兰奥克兰大学全科医学系高级讲师、莱斯特大学全科医学系讲师

Robert K. McKinley, BSc, MD（贝尔法斯特）, MRCP, FRCGP
英国莱斯特大学全科医学系高级讲师,莱斯特全科医生

M. Elan Preston-Whyte, MB, BCh（威尔士）, FRCGP, DA
英国莱斯特大学全科医学系讲师

序　言

作为医者,为人民服务的初心,可以是与生俱来的。但要能懂得看病、医治好患者、令大众满意,不是生来便会,是要学习系统和证明有效的方法才能达到。

我们知道,医患面谈及互动是行医的基石。因此,有效的医患沟通在现今的医学照顾中至关重要。

本书的译者姜岳医生和李天姿医生等对全科医学的热诚,从他们选择翻译本书及细致和精确的译文中可见一斑。

作为全科医学的工具书,《全科医学的临床方法》带出不少简单易记的方法,如 ICE 或 RAPRIOP。但更值得细读的是它多次提纲挈领地分析了不少重要的全科医学概念,如三重诊断、以患者为中心的接诊、明确了解患者来就诊的原因、医患沟通的重要性,等等。

希望读者能善于运用书中介绍的概念,引申到其他与接诊或管理相关的方面,以达更好的效果。例如,以考虑患者的想法为其中一个接诊任务的概念,从而达到近年广受重视的与患者共同决策(shared decision making)的宗旨。又例如,在预见性照顾(anticipatory care)的概念上,不单应用在疾病的预防,而是扩展到用于在患者人生经历中或将面对的悲欢离合,如对将会出现的"空巢综合征"(empty nest syndrome)给予适当的辅导或治疗,便可以令照顾更全面更有温度。

虽然这书详细介绍了接诊模式,但读者不应只顾死背它的方法,硬搬到日常的接诊中。其中一个原因是这些接诊模式全都是建基于欧美的文化背景而发展,但在人与人沟通的复杂过程中,文化差异多少一定影响其中的细节。这也是全科医学研究的一个发展方向。

实际上,全科医学培训的最终目的是让每位全科医生能够在接诊和分析医患互动时使用这些不同方法的元素,发挥自己灵活的接诊技能,提供优良的以患者为中心的全科服务。

Fraser 医生提出的接诊和管理模式较其他早期的同类模式还有一个独特之处,就是从他发展出来的一种评估接诊效能的系统方法——莱斯特评估包(Leicester Assessment Packags, LAP)——被世界不少地方应用在全科医学教育评估上。

正如为人民服务永远没有终点,学习全科医学的路途也没有尽头。本书阐释了一套系统的临床方法,但另一方面,能促进良好的接诊过程、医患沟通和医患关系的技巧,则要从实践中不断学习和改进。

刘浩濂　香港家庭医学学院副院长
二零二一年九月八日白露

第 3 版前言

从 1992 年出版本书第 2 版以来,主要有 3 个方面的进展影响了临床实践和教育,包括:循证医学越来越被接受且影响力增大,医生建议患者改变健康相关生活方式的作用越来越大,以及对医学本科教育的新建议[英国全科医学委员会(General Practice Council, GMC), 1993]。GMC 规定,掌握临床基本方法应该是一个优先的事项,学生应该为自己的学习承担更多的责任,更多的教学活动应该从医院搬到社区。虽然这本书以前的版本确实在设法解决所有这些问题,但第 3 版已经对此进行了构建和扩展,甚至更多地反思了这些问题。

新版增加了两个全新的章节(第 8 章,在就诊时改变生活方式的一种系统方法:帮患者戒烟;第 11 章,评估和改善接诊效能)。此外,第 10 章已全部重写和扩展,提供了 11 个新的临床难题挑战,共包含 34 个问题,而第 2 版中仅有 8 个挑战和 18 个问题。这是为了给读者提供更多自我评价的机会。

当然,新版本已经抗拒了仅仅为了改变而改变的诱惑。虽然其他 8 个章节都已酌情修订和更新,但基本的原则和概念没有改变,也不会改变。因此,尽管这本书仍然主要是针对医学生的,我和我的同事们都希望无论是在英国还是其他国家,这本书都能继续受到医学生和实习医生的欢迎。

我和各位编者要再次感谢以下人士在本书编写过程中所做出的贡献:许多作者和出版商欣然允许他们的作品被复制或引用;在莱斯特大学全科医学和初级卫生保健系过去和现在的同事和学生们提供了有益的意见和建议;学系秘书 Patricia Manno 女士再次热诚、高效地履行秘书的所有职责;以及巴特沃斯海涅曼出版社(Butterworth-Heinemann)的专业支持。

Robin C. Fraser
1998 年写于莱斯特

参 考 文 献

General Medical Council (1993). Tomorrow's Doctors. *Recommendations on Undergraduate Medical Education*. London: General Medical Council.

第 2 版前言

虽然已经尽了一切努力来保存第 1 版的基本内容和特点,但还是做了一些改动。第 2 版介绍了 3 个全新的章节(第 2 章,接诊;第 8 章,临床问题处理和患者管理:一些临床场景;第 9 章,医学伦理)。此外,还根据第 1 版以来的发展情况,借此机会更新和修订了其他章节的某些部分。虽然第 4 章包含一些经过整理的摘录,但关于"医生作为顾问"这一章已被删除。

这本书主要是针对医学生的。尽管如此,我和我的同事们都很高兴第 1 版不仅受到了医学生的欢迎,也受到了来自英国和其他国家的职业培训学员的欢迎。我们希望证实第 2 版会更加实用。

所有编者谨感谢下列人员在编写本书时所提供的协助:许多作者和出版商欣然允许将其作品复制或引用;莱斯特大学全科医学系过去和现在的同事和学生们提供了有益的意见和建议;学系秘书 Patricia Manno 女士心甘情愿而有效率地承担了所有秘书的职责;莱斯特大学视听服务部负责绘制图 1.1、图 1.2、图 1.4、图 3.3、图 3.4 和图 6.1;以及资深责任编辑 Sue Deeley 和巴特沃斯海涅曼出版社的员工,感谢他们专业的支持。

Robin C. Fraser
1992 年写于莱斯特

第 1 版前言

授人以鱼，不如授人以渔。

古老的东方谚语

早在 1925 年，人们就认识到医学本科的课程不能提供维持医生整个职业生涯所需的全部知识（Flexner，1925）。从那时起，医学知识的数量有了惊人的增长，并且还在持续加速增长。然而，在大多数医学院，仍然过于强调灌输和测验对事实性知识的记忆（Pickering，1978）。根据一位院长的说法，医学院的学生"训练不足，但却被必须掌握的大量知识所压倒"（Kessell，1984），而在医学院内部，"学习知识往往优先于临床推理"（Kaufman 等，1982）。

当然，对医学生来说，有选择的掌握事实性知识是必要的，就像掌握某些运动技能（例如，进行合格的体格检查或使用医疗器械的能力）一样。然而，更加需要强调的重点肯定是放在发展认知技能上（例如，批判性思维的能力，收集、传播和评估信息，并采取适当行动的能力），同时培养适当的态度（例如，需要认识到科学性与人道主义价值观的结合，以及尊重患者的自主权和个人尊严）。简而言之，为了使我们未来的医生有能力应付执业生涯中不可避免遇到的许多变化，我们有必要对他们少指导、多教育。

这本书主要是为医学生写的。它的直接目标是将全科诊所的工作场景作为他们医学基础教育的一部分，帮助他们通过一段时间的接触和教学获得最大的收获。更具体地说，它旨在帮助读者认识、采用和发展临床技能及其价值，无论是在哪种临床场景下，这些都是临床医学实践的理论和人文基础。虽然在全科医学领域证实，作者选择了临床方法中最好的、但不一定是唯一的那些方面（更多的细节见附录），但这本书不是介绍狭隘的执业方法，它旨在帮助所有学生成为更好的医生，不管他们现在的职业倾向或最终的职业选择如何。

本书集中介绍了"良好的临床方法"在广义上的原则和基本概念，并论述了如何将其众多组成部分进行整合，然后提供指导应用于临床实践以造福患者。作者尽量避免使用术语，并在可能的情况下为他们所陈述的观点提供了解释和确切的依据，因此，本书包含了许多带注释的参考文献。

通过这些方法，作者希望能帮助读者更好地理解临床实践的基础。因此,他们不仅应该更加了解如何开展一项特定的临床活动,而且——最重要的是——还应该更加了解为什么要开展这项活动,或以一种特定的方式开展这项活动。通过系统的和批判性的分析过程,而不是与之相反的仅依靠猜测或记忆,从而提高识别、管理和解决偶尔会遇到的新的、不熟悉的问题的能力。

虽然这本书主要针对医学生,但对全科医生培训的学员也可能有用,因为通过在医院和全科诊所的不同环境中实践,它能帮助他们了解临床医学不同风格和内容之间的巨大差距。

Robin C. Fraser
1987 年写于莱斯特

参 考 文 献

Flexner, A. (1925). *Medical Education*. London: Macmillan.

Kaufman, A., Kleeper, D., Obenshain, S. S. *et al*. (1982). Undergraduate medical education for primary care: a case study in New Mexico. *Southern Medical Journal*, 75, 1110.

Kessell, N. (1984). Conference of Medical Academic Representatives (editorial report). *British Medical Journal*, 288, 1929.

Pickering, G. (1978). *The Quest for Excellence in Medical Education*. Oxford: Oxford University Press.

目　　录

第 1 章
诊疗场所

Robin C. Fraser

> 初级保健是卫生健康服务系统的入口,同时重点负责为患者和居民提供有组织的长期照顾。人们普遍认为初级保健本质上是简单的。但没有什么比这种认识更偏离事实的了(Starfield, 1992)。

本章描述了全科医生的角色,总结了全科医学的特点和内容,并强调了全科医生与在医院环境的医生进行临床实践的差异。本章提供一些背景知识,使你更加熟悉社区健康状况和患者疾病行为模式,全科医学是介于患者自我照顾和医院照顾之间的照顾层次。

本章所提供的信息是为了帮助读者迅速认识、全科诊所与医院诊疗中的诊断概率分布的范围和性质有很大的不同。无论是在医院还是全科诊所,很多的临床决策开始于对不同诊疗环境及其相关概率的认识;因此,有一个先决条件是,需要在全科诊所的环境下培养临床医生识别和管理临床问题的能力。你可能已经意识到,即使在医院的场景中从儿科转移到成人的医疗科室,临床视角也需要在一定程度上进行调整。在对骨科或妇科患者诊疗时,还需要对基本的临床方法进行更大的调整。然而,你经历过的最大的一次冲击,可能是从医院转到全科诊所的“文化冲击”。

此外,在任何临床实践的场所,产生合适的诊断假说的能力不仅依赖于对粗概率的了解:学习者还必须认识到这些粗概率是如何以一种复杂的方式受一系列其他因素影响,如现有症状的性质、持续时间和患者受此影响的特定特征(见第 3 章)。这一点在初级保健领域最为明显。

此外,在这种情景下尤为重要的是,要理解医疗和其他影响健康的问题出现的背景以及人们对此的反应——为了发展必要的技能,不仅要识别它们,还要适当地管理它们。事实上,有研究表明,一个全科医生了解患者的社会问题会影响到 17% 患者的接诊决策,患者在有压力的环境下工作成为影响就诊的最常见因素(Gulbrandsen 等, 1998)。当就诊的主要原因是“心理的”或“社会的”因素时,这一比例分别上升到 67% 和 55%(见第 4 章)。

不要试图去记住本章所列的个别百分比数值；它们提供给读者的是一种对于整个范围内的现象出现频率的"感觉"，它们是根据数量级别而不是详细的数据。还应该记住，对于具体的某个全科诊所的属性和活动，可能会发生非常大的差异。因此，你的诊所可能明显不同于本章第二部分所引用的平均数据，它取决于诊所具体的特征——例如它的地理位置、它服务的人群的社会阶层结构，并且医生的态度及其临床行为也非常重要。

社区患病率和患者患病行为

全科医生通常是患者接触有组织的医疗服务的首诊点；此外，来诊所就诊是患者自发进行的。因此，全科医生不仅必须了解社区的疾病模式（表 1.1），而且必须了解人们在感知到自己生病时的各种反应方式（表 1.2）。反应的范围被称为"患者的疾病行为"，Mechanic（1961）认为：

不同类型的人对特定症状的感知、评估和反应可能不同，或者不采取措施。

表 1.1　普通人群的健康状况

健康状况	人群 /%
健康	13
无疾病	52
疾病	18
慢性疾病	12
残疾	5

引自 Kohn 和 White，1976。

表 1.2　对症状和问题的反应

反应	人数 /%
不采取措施	43
自我治疗（非处方药）	36
咨询全科医生	13
家庭治疗	8

改编自 Fry，1993。

从这些表格中很容易看出，只有一小部分人在任何时候都没有症状或感到健康。然而，在这个范围的另一端，也只有少数人患有慢性疾病或残疾。大多数人在某些时候都会出现一些症状,这些症状足以扰乱他们对健康的总体感觉,但这种感觉不会让他们感到不舒服,这就不可避免地导致他们并不会因为这种感觉去看医生。因此,有一座重要的"临床冰山",其中自我照顾是患者的主要应对方式(图 1.1)。其结果是,在任何一天的调查人群中有 33% 的人是自我用药的,33% 的人在服用处方药(Fry, 1993)。表 1.3 列出了导致自我用药的最常见症状。但是,已经证明那些自我用药治疗的患者就诊率较低,这意味着自我治疗是作为寻求专业医疗建议的一种替代而不是补充(Dunnel 和 Cartwright, 1972)。另一方面,自我治疗如果不能消除这些症状,通常需要就诊于全科医生。

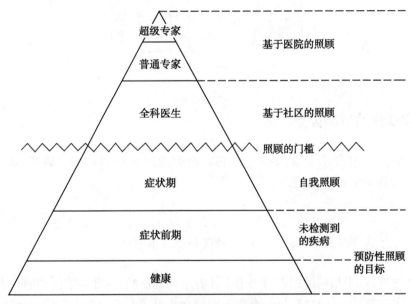

图 1.1　临床冰山和照顾级别

表 1.3　自我用药最常见的症状

症状	自我用药[*]/%
疲劳	35
头痛	30
疼痛和痛苦	25
超重	20
背痛	15
其他	30

[*] 通常自我用药的原因不止一个。

引自 Fry, 1993。

图 1.2 是对多项研究结果的整理,它表明在出现症状的患者中,每 4 人中只有 1 人决定跨越自我照顾和专业照顾之间的界限,就诊于全科医生。在这些人中,只有十分之一随后被转诊到医院。因此,应该注意到,全科医生看到的大多数疾病是完全可在基层医疗机构进行管理的。

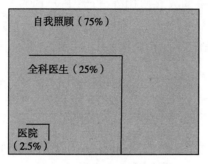

图 1.2　照顾症状的层次

决定就诊的影响因素

个人决定寻求专业医疗建议的影响因素是多种多样的。确实,Becker(1979)将影响因素描述为:

> 一个与健康有关的各种复杂态度和行为的组合,这些态度和行为往往看起来是神秘、非理性、错误和相对不可改变的。

此外,由于相同的因素对每个个体有不同的影响,因此寻求帮助的行为也有很大的差异。一种结果是,有些人即使会从寻求专业帮助中受益,但他们也不会这样做,反之亦然。然而,可以明确的是,寻求医疗照顾的决定与潜在患者症状的严重程度并不密切相关。正如 Robinson(1971)所指出的:

> 症状是否出现或显现、医疗紧急程度或身体伤残的严重程度,似乎都不能分辨出哪些症状得到了或未得到(即不会被带去)专业的治疗。

例如,许多患者没有意识到某些症状的重要性,这些症状可能指向潜在的恶性疾病。研究表明,只有 50% 的女性意识到绝经后出血可能是癌症的症状,只有 57% 的女性意识到无痛性乳房肿块可能是恶性的(Walker, 1982)。Zola(1973)和其他人已经确定,许多就诊的基本原因不是患者患有某种疾病。此外，Zola 总结道，影响健康行为的因素实质上主要是社会和心理因素，而不是生理的、解剖的或生物化学因素。然而，有一些可识别的因素会影响人们是否就诊的决定。例如，无论症状涉及成人或儿童，还是潜在患者的社会阶层或种族，症状或综合征的性质或其被认为的危险程度都会影响人们是否就诊。

表 1.4 显示了个体在不咨询全科医生的情况下，能够忍受一系列症状的不同比例。不明确的和熟悉的症状，如疲劳和腹痛，是最易耐受和最有可能通过自我药物治疗的（也见表 1.3）。胸部疼痛因为有潜在的严重后果所以耐受性可能最差；而个体不愿意忍受咽痛，更可能与当时症状本身具有不愉快的影响有关。

表 1.4　症状导致就诊的概率

症状	症状发作与就诊的比率
精力的变化	456：1
头痛	184：1
胃功能紊乱	109：1
背痛	52：1
下肢疼痛	49：1
情绪 / 心理问题	46：1
腹部疼痛	29：1
月经失调	20：1
咽痛	18：1
胸部疼痛	14：1

引自 Banks 等，1975。

Lydeard 和 Jones（1989）提供了明确的证据，患者感知到其他可忍耐症状的威胁可能是就诊的主要原因。在对不同疾病患者的研究中，他们发现就诊者与未就诊者对其症状可能导致严重或致命情况的看法，有统计学上的显著差异：消化不良，74% vs 17%；胃癌，29% vs 13%；普通癌症，55% vs 30%；心脏病，66% vs 35%。因此，关注其症状的潜在严重影响会优先于症状的严重程度、出现频率或是否存在伴随症状，从而影响患者做出就诊的决定。然而，也应该记住，在某些情况下，由于害怕会被医生证实自己的怀疑，有人在感知到某种特定症状或体征的威胁时，反而会减少寻求医疗帮助。

Wilkin 等（1987a）指出，儿童就诊的门槛比成人低。在评估有一系列症状的成年人向全科医生咨询的可能性时,他们发现只有17%的人可能或非常可能会咨询"轻微发热的重感冒"。另一方面,如果这些成年人有类似的症状:耳朵疼(79%)、发热(60%)和咽痛(55%),那他们很可能或非常可能会带他们的孩子去看医生。

表1.5显示了另一组症状和体征对就医需求的认知有不同影响,以及这又如何受到社会阶层的影响。很明显,对于所有的症状和体征,从上层社会阶层到下层社会阶层的求医需求是有梯度的,对于任何考虑到的症状或体征,上层社会阶层就医的可能性更大。

表 1.5　社会阶层、症状及认识到的就医需求

症状 / 体征	社会阶层 [*]/%		
	上层	中层	下层
血尿	100	93	69
便血	98	89	60
乳房肿块	94	71	44
阴道过量出血	92	83	54
腹部肿块	92	65	34
晕厥	80	51	33
体重减轻	80	51	21
胸部疼痛	80	51	31
持续头痛	80	56	22
持续咳嗽	77	78	23
呼吸急促	77	55	21
脚踝肿胀	77	76	23
持续背痛	53	44	19

[*] 给出的数字是症状发作导致就诊的百分比。

经许可引自 Koos,1954。版权 ©1954 哥伦比亚大学出版社。

另一个对是否就诊有很大影响的社会变量是种族。在一项研究中,56%患头痛的亚洲患者咨询了他们的全科医生,而非亚洲患者的比例为24%;疲劳症状分别为33%和12%(Rashid 和 Jagger,1996)。除了上述考虑的因素外,还有一些其他因素可能导致一个人决定去看医生。这些并没有什么特殊的重要性:

1. 急性的而不是逐渐出现的症状

2. 干扰社会活动的症状
3. 严重程度相似,但出现频率更高和持续时间更长的症状
4. 不寻常的症状
5. 旁人可见的体征
6. 来自亲戚、朋友或同事的压力
7. 年老、女性、离异 / 分居或孤独者
8. 以前有过类似症状需要卫生保健的经历
9. 良好的医患关系
10. 与疾病无关的个人危机

临床应用

因此,在全科诊所接诊的患者往往是基于非专业的、高度个人主义的判断,但在医院中遇到的患者大多经历了专业的决策过程,通常是由全科医生转诊到那里的。因此,呈现在全科医生面前的患者的症状往往是"无条理的",而出现在医院的患者的症状往往是"医疗化的"。

患者能决定何时就诊,这对全科医生来说也特别重要,因为作为临床问题解决过程的一个组成部分和早期部分,能发现患者为什么做这样的决定。如果全科医生能够发现患者就诊的真正原因,诊断可能会更准确,随后的治疗也会更合适。

此外,医生需要铭记,普通民众对健康问题的认识水平存在着巨大的差异。一方面,已有研究表明,许多患者并不知道主要身体器官的正确位置(Rashid 和 Jagger, 1996)。例如,25% 的人不知道心脏的位置,其他器官的数据如下:胃,50%;肝,75%;肺,40%。5% 的人甚至不知道大脑在身体的哪个部位!与之相反,许多患者"对自己的疾病持有详尽而复杂的理论"(Armstrong, 1991)。因此,作为首诊医生,对全科医生有一个特殊的要求,必须专门制定一种方法,以适应每个患者的特殊需求和认识水平。

不幸的是,对于医生来说,寻求医疗服务的决定并没有一个一致公认的和可预测的临界值,也与患者症状潜在的严重性没有密切关系。医生认为潜在的严重症状,可能不会被一些患者识别甚至完全被忽视。例如,医生不能假设:出现绝经后出血,甚至出现乳房肿块的女性,都会和医生一样意识到这些症状可能是癌症引起的。因此,对于这类患者,需要一种特别敏锐的识别方法。

另一方面,由于对健康的概念持有错误的观点,一些患者就诊时症状相对轻微。例如,三分之二的英国人认为每天排便对健康是必要的。因此,任何

偏离这一模式的行为都可能导致自我治疗或就诊,医生可能认为这是不必要的,但患者却认为这是非常必要的。除非医生确定了就诊的原因是患者错误地认为便秘是问题所在,否则容易开出有潜在风险的处方。对此,安慰和健康教育的结合才是恰当的回应,而不是饮食建议、开泻药的处方、不必要的直肠检查或表现出愤怒。出于同样的原因,许多父母带着他们的孩子就诊主要是为了安慰和解释他们的症状,而不是为了药物治疗;医生应该对此做出恰当的回应。

因为已经达到了对特定症状容忍的极限,或者因为他们担心症状可能的严重性,患者也会就诊。至关重要的是,对于下列导致就诊的理由,医生应决定其中哪一种是具体的促使就诊的因素。如果就诊的唯一原因是希望确保背痛不是癌症的症状,那么对出现背痛的患者提供止痛药就没有什么意义了;相反,如果一位背痛的患者从未有过这样的想法,那么再去安慰他这不是癌症就没有意义了,我们需要的是减轻疼痛使患者尽可能恢复正常工作。此外,如果患者已经用了同一种药物进行自我治疗,并且发现无效,那么建议使用对乙酰氨基酚来减轻疼痛几乎没有什么好处;在这种情况下,医生的可信度和有效性,将因此受到损害,因为无法确定患者是否已经发生了自我治疗。自我治疗非常普遍,医生应该经常询问它。此外,由于不同个体的疾病行为模式差异很大,医生需要意识到:

> 在一组患者中,一种疾病可能以截然不同的方式表现出来,但患者的疾病体验可能和指纹一样具有高度的个性化(Tarlov, 1988)。

然而,全科医生通常能识别患者寻求医疗建议的具体触发因素,因为他们长期接触患者——例如,在亲人忌日来咨询模糊的身体症状时,那些患者想要的只是找一个人聊天和让他们振作起来。此外,作为对压力的反应,许多患者产生一种可识别和重复的身体症状模式,这往往是一种个人特征。尽管不给患者贴上过于严格的标签是非常重要的,但认识到个人疾病行为的重复模式,往往能够使医生做出一个更恰当、更有效的反应。

还应该记住的是,当一些患者真正的期望是提出一个更深层次和/或更严重的问题时,他们会选择将一些轻微的(通常是身体上的)症状作为就医的"入场券"。这种方法的另一种情形是,当患者陈述"我在这里的时候,医生,我想提一下……"。通过这些方法,患者可以"考验"他们的医生,然后才敢透露就诊的真正原因。这通常被称为一个患者"幕后的动机",如果医生不能满足患者最初的期望,那更严重的问题便不会被发现。

最后,由于上述所有理由,应始终铭记:

　　医生应该了解一个人寻求医疗服务的原因和时间,他如何看待自己的疾病,他如何描述自己的症状和解释自己的感受,以及他的疾病或治疗给他的生活带来什么变化。这些因素总是受到患者和医生各自文化背景的影响(Jaco, 1958)。

全科医学的性质和内容

　　英国约有 3.3 万名国家医疗服务体系(National Health Service, NHS)全科医生,他们中的大多数人在 3~4 名医生组成的团队工作,其中只有不到 10% 的人是在"单个"医生执业的诊所。在总人口中,98% 的人注册了他们选择的个体全科医生,每名 NHS 医生平均约有 1 850 名注册患者。其中近 80% 的人每年咨询医生一次或多次,超过 90% 的人在 5 年内咨询过医生。每位患者的年平均就诊率为每年 3~4 次,尽管女性(4.4 次)高于男性(3.3 次),而且年龄越大次数越多(图 1.3)。NHS 的全科医生平均每天会进行 30~40 次接诊,并进行 3~4 次家访;这些活动将占据工作日 68% 的内容。其余的时间用于提供额外的患者服务,例如通信、电话、准备重复处方、咨询同行和专家、行政和临床审计工作(Fry, 1993)。全科医生也越来越多地开展儿童监测和小手术等活动,作为他们日常工作的一部分。

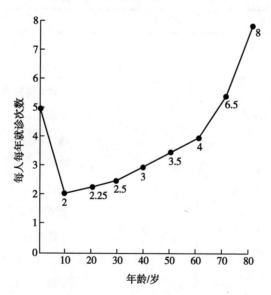

图 1.3　患者就诊率与年龄的关系(引自 Fry, 1993)

　　大多数全科医生与一系列其他健康和相关专业的人员密切合作,如护士、卫生随访人员、助产士和社会工作者——通常统称为初级卫生保健团队的成员。该团队的其他成员,如营养师、顾问医生和足病医生,可以在少数诊所中找到。此外,这些团队成员工作在同一个屋檐下,通常是在有特定用途的建筑物内。更多的诊所也在雇用自己的护士,协助健康促进活动和对 75 岁以上患者进行年度例行评估。

　　然而,全科医学的性质一直在变化。例如,有人推测,进入"新的千禧年"后,全科医学将会有更大的发展:

　　该地区所有的全科医生和他们的团队都将在装备精良的家庭健康中心(彼此合作)提供 24 小时的紧急服务,并由几个具有战略意义的非工作时间的上门服务中心提供服务,包括社区药店。由全科医生和护士主导的电话信息和咨询服务作为补充,服务于那些不确定是否应该去急诊科或是否可以安全地自我治疗的患者,直到他们可以看到自己的全科医生(Rigge,1998)。

　　表 1.6 至表 1.8 表明了在全科诊所中遇到的广泛的临床事件和社会病理学问题。从这些表格中可以明显看出,全科医生主要处理常见的疾病和问题,其中很多是暂时性和自限性的,有些是慢性的。严重的疾病并不常见,全科医生每年只遇到 8 例新发癌症、6 例急腹症、6 例卒中和 6 例心肌梗死。

表 1.6　发病率按频率和类型的分布

发病率类型	咨询率 /%	最常见的例子
轻微,经常自限性	52	上呼吸道感染
		皮肤病
		精神 - 情感障碍
		小事故
		肠胃不适
		疼痛
中等,通常慢性 / 不可治愈	33	高血压
		关节炎(骨和类风湿性)
		慢性精神病
		缺血性心脏病
		肥胖
		慢性支气管炎
		癫痫
		糖尿病

续表

发病率类型	咨询率 /%	最常见的例子
严重,通常是急性的和危及生命的	15	急性肺部感染
		急性心肌梗死
		卒中
		癌症
		急性阑尾炎

引自 Fry 和 Sandler, 1993。

表 1.7　一名全科医生每年接诊 2 000 名登记患者的发病率模式

就诊原因	每年就诊人数
预防措施(免疫接种、筛查、体检、计划生育、旅行建议等)	800
急性上呼吸道感染	500
神经症	130
皮肤病	125
关节炎	120
背部问题	120
风湿病	100
高血压	85
哮喘	85
花粉热	56
肺炎和流行性感冒	47
咽峡炎	23
偏头痛	23
糖尿病	22
心脏衰竭	18
恶性肿瘤	15
甲状腺疾病	13
急性心肌梗死	6
急性阑尾炎	2

引自 Fry, 1993。

表 1.8　社会病理学问题

情况	每 2 000 个患者中出现的次数
贫困（有津贴）	300
失业	90
单亲家庭	30
结婚	13
无家可归者（"官方的"）	5
离婚	5
终止妊娠	5
犯罪	
盗窃	35
醉酒司机	5
入狱	2
性骚扰	1

引自 Fry 和 Sandler，1993。

　　因此，在全科诊所中遇到的疾病性质和范围，以及你将在诊所实习期间接触到的疾病与你更熟悉的医院的发病率模式形成了鲜明对比（图 1.4）。例如：

　　1. 尽管家庭问题和单纯焦虑状态几乎完全在全科诊所中得到控制，但值得注意的是，由于躯体症状的存在，使神经症更有可能转诊到医院。这可能反映出一种担忧，即潜在的身体疾病被排除在外，这种担忧通常是患者和医生都有同感的。

　　2. 虽然呼吸系统疾病在全科诊所中非常普遍，但这些疾病大多由急性的、往往是自限性的疾病构成。较严重但较不常见的呼吸系统疾病的急性期主要在医院进行管理，已被全科诊所初步识别，并提供后续照顾。

　　3. 最大的对比发生在恶性疾病方面，这些疾病在全科诊所中相对罕见（表 1.9），但在医院中很常见，因为几乎所有癌症患者都被转诊。

　　然而，在全科诊所中，对需要应对的临床工作而言，具体疾病的影响往往与它们的发生频率成反比。例如，恶性疾病患者每年每发作一次平均需要与医生接触 12 次，而上呼吸道感染患者每发作一次需要不到两次就诊（Davis，1975）。因此，恶性疾病在全科诊所中可能比实际情况更为常见。

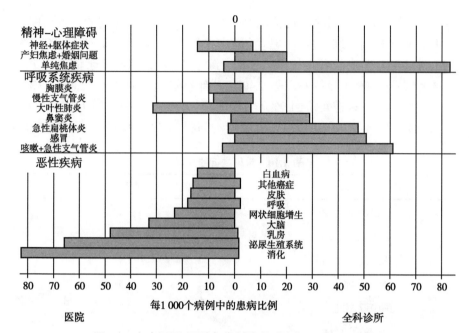

图 1.4　患病经历：医院与全科诊所对比（Hodgkin, 1978）

表 1.9　每 2 000 名全科诊所的患者中下列癌症的发病率

新癌症位点	发病率
所有癌症	每年 8 次
肺、皮肤、乳房	每年 1 次
胃，直肠，前列腺，膀胱	每 3 年 1 次
结肠	每 3 年 2 次
胰腺，卵巢，淋巴瘤	每 5 年 1 次
白血病	每 6 年 1 次
子宫颈	每 7 年 1 次
子宫	每 9 年 1 次
食管，黑色素瘤	每 10 年 1 次
骨髓瘤	每 12 年 1 次
睾丸	每 15 年 1 次
甲状腺	每 25 年 1 次

引自 Fry 和 Sandler, 1993。

全科诊所中患者最常见的症状列表（表 1.10）显示了遇到的各种诊断问题，不过肌肉骨骼、呼吸、皮肤和胃肠道症状最为突出。Wilkin 等（1987b）发现 23 例出现上述症状者占接诊的 87%。除表 1.10 所列外，其余依次为头痛（2.6%）、眩晕（2.5%）、疲倦/不适（2.4%）、耳部感染/疼痛（2.3%）、抑郁（2%）、焦虑/紧张（2%）、尿道问题（1.9%）、月经问题（1.9%）、阴道问题（1.9%）。眼睛感染/刺激（1.7%）、发热/寒冷（1.6%）、听力问题（1.2%）和睡眠障碍（1.0%）。

表 1.10　常见主诉的症状

症状	频率 /%
肌肉疼痛	13.2
咳嗽	11.1
皮肤感染/刺激	7.9
腹部疼痛	5.5
腹泻/呕吐	4.7
咽痛/扁桃体炎	4.6
感冒/鼻塞/鼻窦阻塞	4.5
背部疼痛	3.9
呼吸困难/气喘	2.1
胸痛	2.9

改编自 Wilikin 等（1987b）。

表 1.11 详细列出了由咳嗽症状引起的具体诊断的相对频率。很明显，最可能的潜在原因与上呼吸道有关，只有极少数危及生命的原因。这与转诊到医院胸外科门诊就诊的咳嗽患者的诊断结果形成鲜明对比，而医院严重的潜在疾病的比例预计会更高。

图 1.5 详细对比了患者在医院和全科诊所中胸痛的可能原因。这再次强调了两种环境之间不同概率的范围和严重程度的相关性。

还应该记得，精神和情感障碍患者也可能最初表现为身体症状。这是因为一些患者无法识别他们的症状真正的根本原因，而有些患者识别可能的根本原因是情感，但他们觉得身体表现的症状更容易被医生接受。的确，Morrell（1976）计算出，情感障碍是头痛症状的最常见的单一解释，几乎占所有原因的 20%。此外，还有包含多种症状和问题的多种表现形式，这使得疾病识别和诊断的任务变得极其困难。据估计，在全科诊所就诊出现的疾病数量平均为 2.5 个（Bentsen，1976）。

表 1.11　出现咳嗽症状的诊断概率（N=527）

已诊断	频率 /%	大致概率
急性支气管炎	36	最有可能
普通感冒	35	
流行性感冒	7	不太可能
慢性支气管炎	6	
喉炎, 气管炎	6	
肺炎	1.9	罕见
百日咳	0.7	
麻疹	0.4	
肺结核	0.4	
肺癌	0.2	
其他	7	

改编自 Morrell, 1976。

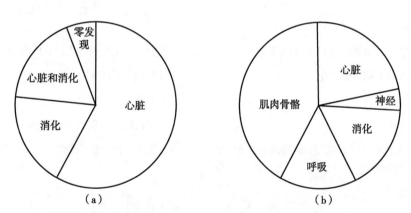

图 1.5　胸痛的病因对比:（a）医院（Bennett 和 Atkinson, 1966）和
（b）全科诊所（Frank, 1970）

综上,很明显,在全科诊所中遇到的问题范围、类型、严重程度和频率与在医院中遇到的问题有很大的不同。所以,你需要基于新的背景,来重新定位你的临床思维和临床方法。上述数据表明,在全科诊所中遇到的大多数症状和问题并不会导致传统意义上的"严重"疾病,因为它们对生命的威胁很小。然而,它们可能会造成许多残疾和巨大的不幸。虽然全科诊所遇到的症状和问题也支持"常见疾病最常出现"这句格言,但重要的是记住罕见病确实也会发生在全科诊所中,所以需要在适当的时候考虑,以产生诊断假设（见第 3 章）。

全科医生和医院专科医生的角色对比

由于全科诊所与医院在结构和内容上存在着巨大的差异,全科医生与医院专科医生在专业角色和态度上也存在着差异。

在注意这些差异(概括于表 1.12)时,必须明确指出,没有人成功表明一种照顾方式优于或劣于另一种。两者都应得到同等的重视,而且两者都是必不可少的。也不是说全科医生垄断了照顾态度,医院专科医生垄断了科学严谨。无论环境如何,作为临床能力,良好的床边诊疗行为都是无法替代的。正如 Barber(1956)所指出的:

我宁愿在一位有准确医学知识的人手中诊疗,尽管他是人情味很少的人,也不愿在一位真正不懂自己工作的人手中。

表 1.12   全科诊所与医院的差异

全科诊所(全科医生)	医院(专科医生)
结构	
照顾一个少量的注册人口(2000)	照顾大量未注册的人口(25 万以上)
患者向个别医生登记	没有登记系统
患者可以直接访问	通常通过全科医生
位于患者家附近	位置远离大多数患者的家庭
诊所之间的巨大差异(例如患者年龄、社会阶层、地域分布)	医院表现很小的可变性
功能	
对患者的健康负责	负责与专业相关的医疗服务
负责所有出现的问题,不论年龄、性别、发病率	只负责与专业有关的事宜:受年龄限制(如儿科)或性别(产科和妇科)
表现出未分化的问题 / 疾病	表现出更有组织性的疾病
处理常见的疾病和社会问题	主要处理罕见疾病或常见疾病的非典型表现
不频繁和高度选择性地使用"高科技"	使用"高科技"的频率和选择性较低
对患者持续性的负责	对患者仅有短暂的责任
反复提供预防性照顾的机会	预防性照顾的机会较少

续表

全科诊所（全科医生）	医院（专科医生）
态度	
全人导向：使用"三重诊断"	疾病导向：通常是生理或心理上的
准备好利用时间作为诊断工具（最好能知道）	很少使用时间作为诊断工具（需要知道）
医患关系的重要性及其应用得到认可和重视	医患关系表现不佳或使用不当
如不能治愈，认识到继续护理和支持的必要性	如不能治愈，患者往往会出院
认识到患者的观点和自主权	对患者的观点和自主性认识不足

作为一种推论，如果"聪明"的医生无法让患者相信或信任他们，他们将无法发挥自己的才能。所以，无论是在医院还是全科诊所中，所有的临床医生对医学实践的科学和人道主义方面的知识都需要掌握，然而它们在其中一个或另一个临床场景下，可能完全合法地占据主导地位。

> 在重症监护室面临的挑战中，技术技能和紧急情况决策比沟通技巧更重要。在门诊环境中，同理心、沟通和患者教育等个人因素的需求要大得多，而传授知识的需求却少得多（Federman, 1990）。

全科医生的任务是为个人、家庭和在诊所注册的患者提供个体化、基本、预防性和持续性照顾。全科医生所提供的照顾也是全面的，不论患者的年龄或性别，或他们所患疾病的类型如何，提供的照顾都是全面的。相反，医院专科医生只负责与专科有关的问题，而且可能进一步受到患者年龄（如儿科和老年科）或患者性别（如妇科）的限制。然而，虽然处理的疾病范围较窄，但是医院专科医生比全科医生对该特定专业有更深入的知识和技能。

此外，全科医生的职责仅限于人数少得多且相对稳定的人群，他们将在患者自己的家中提供持续性照顾，通常持续多年。例如，众所周知，全科医生有超过 40% 的患者同全科医生连续签约超过 20 年或更长时间（Ritchie 等，1981）。许多全科医生将同时为同一家庭的几代人提供照顾；事实上，许多医生也为孩子们上一代的父母提供过照顾。这种共同的传统极大地便利了医生和患者的就诊过程，而且大家都充分认识到，在全科诊所中就诊，没有在医院就诊时那么正式，比在医院就诊更亲密。另一方面，在医院的医生对患者仅限于承担有时间限制的责任，即使曾经有的话，也很少有能力为整个家庭提供照顾。

根据 McWhinney（1975）的观点，全科医生最显著的特征可能是：

> 他的承诺是对人的，而不是对一个知识体系或技术分支。

McWhinney 煞费苦心地指出，"对人的承诺"一词超越了所有临床医生（无论是在医院还是在全科诊所）都应该拥有的对人的兴趣或关心。然而，正如 McWhinney 所观察到的，对人们负有责任的医生发现：

> 问题变得有趣和重要，不仅是因为问题本身，而且因为它们是 Smith 先生或 Jones 夫人的问题。在这种关系中，往往对医疗问题和非医疗问题没有一个非常明确的区分。

然而，至关重要的是，医生不应该过于热衷于把他们的患者当作人来看待，以至于忘记把他们当作患者来对待，这样会对他们造成潜在的伤害（MacNaughton，1998）。

由于上述因素的综合作用，全科医生比医院医生更有可能与患者建立更密切的私人关系。全科医学的一个特点是，建立这种频繁互动的私人关系能在专业上造福于患者（见第 5 章）。

英国威尔士全科医疗服务委员会和英国皇家全科医师学院威尔士理事会的一个工作组总结了现代全科医生的作用和期望属性如下：

> 到 2000 年，每一名全科医生都应该对健康、疾患和疾病的复杂决定因素有一个明确的理解，并深入了解专业知识的边界。无论如何，维持健康和恢复健康在很大程度上取决于身体本身的愈合过程，受到基因结构、营养、环境因素、生活方式的影响，有时还受到生理、心理、社会或精神因素干预的帮助。
>
> 全科医生承认所有人的自主权，并有资格和被认可负责提供个体化、基本医疗、连续性和预防性医疗服务，以适合个人、家庭和小型社区的运行方式。全科医生通常会有目的在患者的住所附近、设备完善的处所或有时在地方医院，为患者提供服务。家访是全科医生工作的一个组成部分，但仅限于在家里的服务。医生执业的基石，将是提供由医患关系维持的综合性个人照顾，以及每次就诊都有规定的方法。

咨询专家（医学或社会或与医学有关专业的专家）将由全科医生自行决

定,无论专家是否在诊所、当地医院或在其他地点。

　　诊断和管理计划将包括生理、心理和环境因素。有必要了解对健康的决定因素以及与医学诊断、治疗或预防干预有关的风险和利益的背景。全科医生还将熟练地帮助人们在当地环境下,对临床干预或解决问题和决策过程做出适当的个人选择。对于继续教育、审计或科研,所有全科医生需要有受保护的时间和支持。

　　全科医生和相关的初级保健核心小组将进行教育干预、预防和治疗,以促进患者的健康。

　　部分全科医生会选择接受进一步的专业培训,为他们担任持有诊所基金的临床主管或其他健康管理职务做准备。那些担任这种管理角色的人必须证明继续参与他们声称要管理的主要临床服务。来自两个团体的某些全科医生将接受正式的研究和教学培训,这将使他们为来自大学的任命和学术领导角色做好准备(英国皇家全科医师学院,1996)。

在两种场所不同的临床任务

　　很明显,那些到医院就诊的患者往往患有更罕见、更常危及生命的疾病,或者是普通疾病的非典型表现。医院专科医生还会面临更严重、通常更有条理性的疾病,因此更容易被识别。事实上,全科医生很可能已经贴上了诊断标签,且患者也可能知道。医院医生也更有可能识别出更明确的疾病实体;例如,一名患者最初向他的全科医生介绍时,可能同时存在抑郁症和糖尿病的症状,然后转诊到一家医院的糖尿病门诊时,只提及口渴、多尿和多消化不良的症状。由于全科医生将帮助患者了解其症状的性质,并将其中一组症状与另一组区别开来,因此患者就诊时不会向糖尿病门诊的医生提及清晨醒来和不时哭泣等其他症状。患者也可能意识到糖尿病专科医生通常不治疗抑郁症。

　　由于这些因素,医院的医生经常可以对患者可能出现的问题的性质做出假设。例如,因为神经病专科专家不希望遇到妇科问题,所以他们不会在解决患者的妇科临床问题中扮演重要角色。此外,在医院环境下,更有可能出现确诊性体征,更有可能对诊断问题进行全面调查,部分是因为这些症状有潜在严重性,部分是因为缺乏持续接触患者的机会。几乎所有的患者都接受特殊的常规检查,而不考虑其表现的特征。简而言之,医院的医生倾向于过度包容,尽管他们是专业领域的医生。

　　另一方面,全科医生需要培养作为问题主要评估者的技能。在患者可直接就诊的情况下,往往在一次就诊中出现多个问题,症状多而临床体征少,需要综合考虑生理、心理和社会因素。全科医生很少能事先对当前问题的本质做出假设。它们可能是妇科学和／或神经病学和／或精神病学等方面的问题。事实上，通常不可能确定一个具体的诊断。此外，由于许多问题在早期就以无法鉴别的形式提出，因此往往很难预测它们未来的发展进程，更不用说他们可能的结果了。因此，全科医生需要以患者为中心，并必须在病史采集、体格检查和辅助检查的使用方面培养进行适当选择的能力。全科医生还必须准备好忍受更大程度的不确定性，因为他们在诊断和管理中需要花费时间。这些主题将在第2~4章进一步阐述。

最后，无论在医院执业或在全科诊所执业，读者应牢记全科医疗委员会最近就患者对医生的期望提出的建议：

对于患者来说，一些过时的价值观和习惯仍然起到非常重要的作用。特别是，他们喜欢看到他们认识的人、那种给了他们信心的医生、那种容易接近的人、会花时间和精力去倾听他们问题的人（Irvine，1998）。

要　点

- 全科医疗是介于自我照顾和医院照顾之间的照顾层次。
- 虽然患者的疾病行为受到许多因素的影响，但决定咨询全科医生更多的是受文化和心理因素的影响，而不是受疾病的身体症状的影响。
- 医生必须设法找出每个患者决定就诊的具体原因。
- 向全科医生呈现的症状往往是"无条理的"和"无法鉴别的"，而在医院遇到的症状往往是"医学化的"和"更容易鉴别的"。
- 在全科诊所中遇到的问题范围、类型、严重程度和频率与在医院中遇到的问题有很大的不同。
- 在对可能的诊断和适当的管理计划做出临床判断时，必须考虑到临床任务的特定背景及其相关的可能性。
- 无论临床环境如何，临床医生都必须掌握医学实践的科学层面和人道主义层面。

参 考 文 献

Armstrong, D. (1991). What do patients want? *British Medical Journal*, 303, 261.

Banks, M. H., Beresford S. A. A., Morrell D. C., Waller J. J. and Watkins C. J. (1975). Factors influencing demand for primary medical care in women aged 20–44 years: a preliminary report. *International Journal of Epidemiology*, 4, 189.

Barber, G. O. (1956). Medical education and the general practitioner. *Practitioner*, 176, 66.

Becker, M. H. (1979). Psychological aspects of health-related behaviour. In *Handbook of Medical Sociology* (H. Freeman, S. Levine and L. G. Reader, eds), 3rd edn. Englewood Cliffs, N.J.: Prentice Hall.

Bennett, J. R. and Atkinson, M. (1966). The differentiation between oesophageal and cardiac pain. *Lancet*, 2, 1123.

Bentsen, B. G. (1976). The accuracy of recording patient problems in family practice. *Journal of Medical Education*, 51, 311.

Davis, R. H. (1975). *General Practice for Students of Medicine*. London: Academic Press.

Dunnell, K and Cartwright, A. (1972). *Medicine Takers, Prescribers and Hoarders*. London: Routledge and MTP Press.

Federman, D. D. (1990). The education of medical students: sounds, alarums and excursions. *Academic Medicine*, 65(4), 221–6.

Frank, P. I. (1970). Anterior chest pain in family practice. MD thesis, University of Liverpool.

Fry, J. (1993). *General Practice – the Facts*. Oxford: Radcliffe Medical Press.

Fry, J. and Sandler, G. (1993). *Common Diseases*, 5th edn. London: Kluwer Academic Publishers.

Gulbrandsen, P., Fugelli, P., Sandvik, L. and Hjortdahl, P. (1998). Influence of social problems on management in general practice: multipractice questionnaire survey. *British Medical Journal*, 317, 28–32.

Hodgkin, K. (1978). *Towards Earlier Diagnosis in Primary Care*, 4th edn. Edinburgh: Churchill Livingstone.

Irvine, D. (1998). Foreword. In *GP Tomorrow* (J. Harrison and T. van Zwanenberg, eds.). Abingdon: Radcliffe Medical Press.

Jaco, G. E. (ed.) (1958). *Patients, Physicians and Illness: Sourcebook In Behavioural Science And Medicine*. New York: The Free Press.

Kohn, R. and White, K. L. (eds.) (1976). *Health care: an International Study*. Oxford: Oxford University Press.

Koos, E. L. (1954). *The Health of Regionville, What the People Thought and Did About It*. New York: Columbia University Press.

Lydeard, S. and Jones, R. (1989). Factors affecting the decision to consult with dyspepsia: comparison of consulters and non-consulters. *Journal of the Royal College of General Practitioners*, 39, 495.

MacNaughton, J. (1998). Medicine and the arts: let's not forget the medicine. *British Journal of General Practice*, 48, 952–3.

McWhinney, I. R. (1975). Family medicine in perspective. *New England Journal of Medicine*, 293, 176.

Mechanic, D. (1961). The concept of illness behaviour. *Journal of Chronic Diseases*, 15, 189.

Morrell, D. C. (1976). *An Introduction to Primary Medical Care*. Edinburgh: Churchill

Livingstone.

Rashid, A. and Jagger, C. (1996). Patients' knowledge of anatomical location of major organs within the human body: a comparison between Asians and non-Asians. *Family Practice*, 13, 450–54.

Rigge, M. (1998). What patients expect. In *GP Tomorrow* (J. Harrison and T. van Zwanenberg, eds.). Abingdon: Radcliffe Medical Press.

Ritchie, J., Jacoby, A. and Bone M. (1981). *Access To Primary Health Care*. London: HMSO.

Robinson, D. (1971). *The Process of Becoming Ill*. London: Routledge and Kegan Paul.

Royal College of General Practitioners (1996). *The Nature of General Medical Practice*. Report from General Practice 17. London: The Royal College of General Practitioners.

Starfield, B. (1992). *Primary Care: Concept, Evaluation and Policy*. New York: Oxford University Press.

Tarlov, A. R. (1988). In *The Task of Medicine* (K. L. White, ed.), p. ix. Menlo Park, California: The Henry J. Kaiser Family Foundation.

Walker, R. D. (1982) Knowledge of symptoms suggesting malignant disease amongst general practice patients. *Journal of the Royal College of General Practitioners*, 32, 163.

Wilkin, D., Hallam, L., Leavey, R. and Metcalfe D. (1987a) *Anatomy of Urban General Practice*, pp. 81–105. London: Tavistock Publications.

Wilkin, D., Hallam, L., Leavey, R. and Metcalfe D. (1987b). *Anatomy of Urban General Practice*, pp. 106–135. London: Tavistock Publications.

Zola, I. K. (1973). Pathways to the doctor – from person to patient. *Social Science and Medicine*, 7, 677.

第 2 章

接　诊

Robin C. Fraser

　　　　没有任何一种人类体验能与看医生时的亲密、坦率、身体接触和
脆弱相提并论（Federman，1990）。

　　接诊被描述为"医疗实践的基本单元"（Spence，1960），无论是在全科诊
所还是在医院中，都是如此。如果一名临床医生缺乏基本的接诊能力，那么他
所拥有的其他任何技能几乎都是无关紧要的。因此，我鼓励读者，着重培养令
人满意地完成接诊患者的能力，因为……医学实践的所有其他方面都源自它
（Spence，1960）。

　　这一章将介绍接诊的任务，然后考虑医生为完成这些任务所需具备的必
要技能和能力。希望借此，读者能更了解接诊在临床实践中的作用，并对接诊
期间的临床行为有系统的认识，这两方面均有助于提高临床能力。虽然本章
将集中讨论与全科诊所接诊相关的具体任务和能力，但人们很容易认识到，其
中大多数也与医院的接诊有关。本书后面的章节将扩展本章首先概述的任务
和能力的具体方面。尤其是第 11 章，对如何分析和改善你的接诊能力提供实
用的建议。

接诊任务

Stott 和 Davis（1979）确定了接诊的 4 项主要任务：
1. 识别和管理现存问题
2. 连续性管理健康问题
3. 机会性预防性照顾
4. 改善患者的求医行为

　　重要的是要认识到，不适宜或不可能在每一个场合都尝试所有可能的接
诊任务。不过，Stott 和 Davis 建议的接诊框架为采取行动提供了一个有用的
备忘录。此外，Pendleton 等（1984）已确定了接诊任务有一些更详细的组成

部分,并将在展开讨论 4 项任务时依次提及这些任务。

任务 1: 识别和管理现存问题

识别和管理现存问题几乎是每次接诊的中心任务。正常的顺序是,在考虑合适的管理计划之前,医生试图确定出现的问题是什么。在确定出现的问题时,医生需要确定患者就诊的原因。这个阶段应该包括认识到问题的性质及其对患者的影响,引出患者的想法、担忧和期望,以及对这个问题的回答: 患者为什么现在来就诊? 在确定适当的管理计划时,医生应设法与患者就问题达成共同的理解,并准备就管理的细节进行协商;同时对于执行所有管理计划内容达成一致,鼓励患者承担适当的责任。

已经证明:

> 通过让患者参与决策的部分过程,医生对患者问题的性质就会变得更清楚,患者也会更愿意接受任何建议。结果是,一位对此更满意的患者更有可能遵循医疗建议(Savage 和 Armstrong, 1990)。

一种建议的方法是“让患者参与部分过程”,鼓励他们就诊时带着书面的问题清单(Middleton, 1995)。使用患者议程表与识别更多的问题、减少问每个问题所分配的时间有关(J. F. Middleton,个人交流)。

识别和管理现存问题是接诊中最传统和可预测的任务,全科诊所的医生和医院的专科医生都认识到这一点。然而,有人建议,如果“要体现全科医生在每次接诊的突出潜能”,还应考虑以下 3 项任务(Stott 和 Davis, 1979)。

任务 2: 连续性管理健康问题

作为提供持续性照顾的多面手,医生们应该不仅限于自己完成任务 1(识别和管理现存问题),即使患者没有要求他们这样做,但他们意识到患者有问题,就应做好准备以扩大接诊问题的范围。例如,如果一个患者的咽痛得到了控制,医生应该警惕可能需要进一步检查的范围,包括任何并存的糖尿病 / 癫痫 / 高血压等。医生主动表现出的这种兴趣,很可能使者更严格地遵守专业建议。

任务 3：机会性预防性照顾

根据 Stott 和 Davis（1979）的观点，"每次接诊有一个最令人兴奋和最具争议性的部分，它提供了促进健康的生活方式和早期或症状前期诊断的机会。"虽然患者通常很高兴医生采取这样的主动行为，但重要的是医生不要过于热心，这会导致他们对患者的真实需求或需要变得麻木不仁（Stott 和 Pill，1990）。事实上，进行"重复仪式化的干预"，"向那些不准备改变的人"提供"以行动为导向的建议，充其量是无益的，甚至可能会强化不健康的行为"（Butler 等，1998）。

任务 4：改善患者的求医行为

应该强调的是，临床医生的作用在于影响患者未来的疾病行为模式，"体现了医疗服务的不合理使用：使用不足和过度使用"（Stott 和 Davis，1979）。医生应该能启发他们的患者，使他们知道什么情况有利于或不利于寻求医疗照顾，应不应该继续接受医疗监督。这是本科生应该知道的一个任务，但可能更合适的是，应该在研究生阶段通过患者教育获得和实施必要的技能。第3~6 章将详细讨论接诊任务 1、2 和 4，第 7 和 8 章将讨论任务 3。第 9~11 章与所有的 4 项接诊任务有关。

具备必要的接诊技巧和能力

为了能够应对上述各种接诊任务和患者提出的相关挑战，临床医生需要掌握广泛的技能。这些技能包括人际交往能力（与患者沟通和建立关系的能力）、推理能力（收集适当信息、进行解释，然后将其应用于诊断和管理的能力）和实践技能（进行体格检查和使用医疗器械的能力）。

尽管有很多的方法可以对医生在接诊过程中需要具备的职业能力进行分析；但是 7 大类接诊胜任力和 35 个具体能力（包含在莱斯特评估包中）已被证明在全科诊所的场景下是有效的和可接受的（Fraser 等，1994）。经过一些小的修改，它们也被证明，在医院的场景下进行本科教学和评估是有效的和可接受的（Hastubgs 等；McKinley 等）。

接诊能力的类别（及相关权重）

1. 问诊 / 病史采集（20%）

2. 体格检查（10%）

3. 患者管理（20%）

4. 解决问题（20%）

5. 与患者的行为 / 关系（10%）

6. 预防性照顾（10%）

7. 病历记录（10%）

　　这些百分比代表了各种类别的相对重要性,这些百分比是根据已发表的证据和专业共识得出的（见 Fraser 等,1994）。最重要的——也是最难获得的——是问诊 / 病史采集、患者管理和解决问题的能力。关于病历记录的部分对本科生来讲是最不重要的。

　　在这 7 大类中,每一大类都由一些能力组成（见下文）。不可避免地,不同类别的组件之间会发生一些重叠。当然,对医生来说,在每次接诊中都使用以上列出的每一项技能也是没有必要或是不恰当的。有些在每次接诊中都需要（例如,需要认真倾听,需要保持友好而专业的关系,等等）,但是其他的只在少数接诊中需要（例如,使用检查、转诊到医院、机会性健康促进）。这些内容在很大程度上将取决于医生在具体接诊中所面临的临床挑战的性质。

接诊能力的详细内容

问诊 / 病史采集

- 向患者自我介绍
- 让患者放松
- 允许患者详细阐述问题
- 专心聆听
- 需要时弄清楚患者语言表达的意思
- 简单清晰地提问
- 使用适当的沉默
- 识别患者的语言和非语言线索
- 确定患者就诊的原因,从患者和 / 或他们的记录中获取相关和特定的信息,以帮助鉴别出最可能的诊断
- 考虑身体、社会和心理因素,适当地显示出组织良好的信息收集方法
  （具体见第 3 章和第 6 章。）

体格检查

- 能熟练而恰当地做体格检查,正确地找出体征
- 在相关的临床环境中,以熟练及灵敏的方式操作常用的仪器

患者管理

- 根据诊断结果及其环境的情况,设计一套恰当的管理计划,与患者共同设计一套治疗管理计划
- 表明理解了向患者解释、让他们可以放心和消除疑虑的重要性
- 恰当地运用时间
- 使用清晰易懂的语言
- 有区别性地使用药物治疗
- 有区别性地转诊
- 有区别性地做出辅助检查 / 化验
- 检查患者的理解程度
- 安排有必要的随访
- 尝试在适当的时候帮助患者矫正求医行为
  (具体见第 4 章。)

解决问题

- 根据情况做出正确的最可能的诊断、鉴别诊断或找出问题所在
- 寻找相关的和鉴别性的体征,帮助确认或否定诊断
- 正确理解和应用由患者的病历档案、病史、体检及检验所收集的信息资料
- 能够运用基础科学、行为科学和临床科学知识,来确认、管理和解决患者的问题
- 认识到个人能力的局限性,并适当采取措施
  (具体见第 3 章和第 4 章。)

与患者的行为 / 关系

- 跟患者保持友好但专业的关系,并同时适当考虑到医学职业操守
- 敏锐地关注患者的需要

- 注意患者与医生彼此之间的态度影响到疾病管理、相互合作及遵从医嘱的程度

（具体见第 5 章和第 9 章。）

预防性照顾

- 抓住机遇做好健康促进和疾病预防工作
- 充分解释要对患者采取的预防建议
- 敏锐地尝试争取与患者的合作，促进改变到更健康的生活模式

（具体见第 7 章和第 8 章。）

病历记录

- 准确、清晰和恰当地记录每一位医生与患者的接诊和转诊
- 信息记录至少要涵盖诊疗日期、相关病史和体格检查结果，已测量的身体数据（例如血压、呼吸峰值流量、体重等），诊断／问题（并把诊断／问题以方格做标记），列出的管理计划，已预约的检查和随访安排
- 如果开处方，要把这个患者的药物名称、剂量、数量以及与患者息息相关的特殊注意事项记录下来

应注意的是，"体格检查"这一类别只涉及技术和操作技能；决定检查什么内容的认知技能属于"解决问题"的这一类别（寻找相关的和有鉴别意义的体征帮助确认或否定最可能的诊断）。还应指出，在"患者管理"这一类别中应包括与处理现存问题有关的预防性内容，而"预防性照顾"这一类别则涉及与患者主诉无关的机会性预防性干预措施。

循证医学的接诊

在这本书的所有 3 个版本中，关于临床方法与实践的各个方面，作者们都尽了一切努力为他们陈述的观点提供"确凿的证据"（Fraser, 1987）。近年来，以证据为基础的实践的概念变得更加明确，越来越有影响力的循证医学运动已经兴起（循证医学工作组, 1992）。循证医学被定义为：

慎重、准确和明智地使用当前最好的证据来确定个体患者的治疗措施（Sackett 等, 1996）。

通常的观点是，循证医学运动已经"在明确关注从有效的临床研究到临床实践的证据应用方面做得很好"（Knottnerus 和 Dinant, 1997）。

　　此外,越来越多的人认识到——并接受——临床决策不能再仅仅轻松容易地基于个人观点,而"获取和评估证据本身正迅速成为一项核心的临床能力"(Scully 和 Donaldson,1998)。然而,在日常临床实践中获取和运用研究结果时,临床医生面临着许多潜在的问题(Sheldon 等,1998)。对这些困难的细节考虑超出了本书的范围,但考虑的主要因素是研究的质量、研究结果的不确定程度、与临床场景的相关性、对患者的益处是否大于任何不利影响,以及在考虑相互竞争的优先级和可用资源时,总体益处是否能证明成本是合理的(Sheldon 等,1998)。还必须承认,在许多接诊中,特别是在初级保健方面,没有确凿的证据可以作为做出决策的依据。

　　然而,临床医生应该始终努力"在任何可能的情况下,即使与他们过去或当前的职业习惯相冲突,他们的个人诊疗都应基于最佳实践的客观研究证据"(Fraser 等,1998)。读者应该清楚地看到,这种心态支撑着本章前面概述的许多(即使不是大多数)接诊能力。然而,当缺乏确切的证据或证据不完整时,患者必须依赖于临床医生做出合理专业判断的能力。

以患者为中心的接诊

　　在过去 50 年里,医生和患者在接诊中的期望和互动方式发生了巨大的变化(Armstrong,1991)。在此之前,由于许多医生倾向于独裁、家长式作风和专制型,接诊服务是以医生为中心的。接诊的范围常常是有限的,只考虑患者的身体症状和体征。患者往往相当被动,几乎完全依赖医生的判断,他们很少要求医生证明他们的决定和行动是正确的。

　　这种情况已经改变。现在,医生和患者都更加认识到,接诊更应该看成一种对话。实际上,接诊被描述为"专家之间的一场会议"(Tuckett 等,1985),由于患者的身体感觉和对自身的感知,他们可以被视为专家。事实上,已经证明,患者关注到他们自己的(医生应该关注的)疾病,可以发展出详尽而复杂的理论(Tuckett 等,1985)。

　　由于接诊已经变得更加以患者为中心,医生允许甚至鼓励患者不仅报告他们的症状,而且报告他们对疾病的想法和感受以及对接诊的期望。因此,医生和患者通过"从疾病和病理学角度,转向了从人和他们自身问题的角度出发来照顾患者",扩大了接诊的范围(Henbest 和 Stewart,1990)。此外,越来越多的人认识到,患者想要的不是反复无常的奇想,而是他们自己的需要,患者在就诊过程中最看重的是"一位善于倾听的医生"(Armstrong,1991)。

一位匿名的外科医生成为了家庭医生,他生动地描述了在全科诊所中接诊方式和范围的重大转变。

> 我可以负责照顾疾病,但这还不是我做的全部工作。我的患者比他们的疾病要重要得多。现在我觉得我真的是在为患者做一些事情——行医真的很有意义。我们能为患者所做的最好的事情就是理解他们所说的话,而前提是倾听。显然,我照顾他们的疾病,我可以按照他们需要的方式来做,但这只是我所做的一小部分内容(Dr. C, In Starfield, 1992)。

以患者为中心的接诊和健康结果

以患者为中心的方法对患者的健康状况有多大影响? Horder 和 Moore (1990)对文献进行了大量的回顾后得出结论,除了完成接诊必要的技术性任务(即病史采集和治疗管理)之外,接诊的人际或社会情感方面对健康结果的影响发挥了重要作用。多项涉及干预组与对照组的实验研究结果表明,医生和患者在接诊期间的行为与患者随后的健康状况之间存在一定的关系(Kaplan 等, 1989)。特别是,

> 患者的控制力越强,患者或医生的情感表达(积极或消极的)就越多,患者寻求的信息越多,医生提供的信息越多,这些都与随访时更好的健康状况相关,尤其是功能性能力和生理测量的结果更好(Horder 和 Moore, 1990)。

在涉及糖尿病、高血压和消化性溃疡等不同疾病患者的各个研究中,这些有益的效果得到了证实。例如,接受以患者为中心的方法的糖尿病患者更好地控制了他们的糖尿病,与对照组相比他们的糖化血红蛋白水平明显改善。

此外,已经证实了高血压患者的医生接受了 2 小时教程,与没有接受这一教程的对照组相比,在控制患者血压升高方面得到了显著改善,该教程主要集中在控制血压失败的原因、依从性障碍和患者的需求知识(Inui 等, 1976)。改变患者依从性的基本策略是向医生强调有必要研究患者自己对高血压及其治疗的看法。

作者总结道:

　　……在接诊时研究患者的信念及其对患者产生的影响,被证明
是比回顾症状或体格检查更重要的因素。……通过更好的依从性,
帮助患者学习和理解,可以更好地控制血压。

　　从加拿大全科诊所中进行的两项研究结果中,可以得到进一步的支持证
据。在一项关于头痛自然病史的研究中,预测是否会康复的最重要因素是患
者注意到"有很好的机会与医生讨论他们的问题"(Bass 等,1986a)。在一项
患者向医生述说新症状的研究中,研究人员确定,"与 1 个月内康复最密切相
关的因素是患者完全同意医生的意见"(Bass 等)。

　　因此,以患者为中心的方法确实起到了作用。然而,这并不意味着医生可
以忽视传统的接诊技巧,如病史采集、体格检查和治疗管理。这确实意味着医
生需要将这些技巧纳入以患者为中心的整体接诊风格中。最后,对于接诊不
令人满意的原因,读者应注意以下警告:

　　接诊不佳是由于缺乏临床知识、未能与患者建立关系、或未能理解患者的
行为和患者对他们所患疾病及疾病背景的看法(Howie,1985)。

要　点

- 医生接诊患者是临床实践中最基本的事项,无论是在全科诊所还是
  医院。
- 要成为临床上称职的医生,需要掌握广泛的人际交往、推理和实践的
  技能。
- 无论何时,医生们都应该基于最佳实践的研究证据建立接诊行为,即使
  这与他们通常的职业习惯相冲突。
- 接诊的主要任务是确定患者就诊的原因。
- 以患者为中心的接诊方法可显著改善患者的健康结果。
- 需要承认全科医生每一次接诊的特殊潜力,并采取适当行动。

参 考 文 献

Armstrong, D. (1991). What do patients want? *British Medical Journal*, 303, 261.

Bass, M. J., McWhinney, I. R., Dempsey, I. B. *et al*. (1986a). Predictors of outcome in headache patients presenting to family practitioners – a one year prospective study. *Headache Journal*, 26(6), 285.

Bass, M. J., Buck, C., Turner, L. *et al*. (1986b). The physician's actions and the outcome of illness. *Journal of Family Practice*, 23, 43.

Butler, C. C., Pill, R. and Stott, N. C. H. (1998). Qualitative study of patients' perceptions of doctors' advice to quit smoking: implications for opportunistic health promotion. *British Medical Journal*, 316, 1878–81.

Dr C. (1992). First contact care and gatekeepers. In *Primary Care: Concept, Evaluation and Policy*. New York: Oxford University Press.

Evidence-based Medicine Working Group (1992). Evidence-based medicine: a new approach to teaching the practice of medicine. *Journal of the American Medical Academy*, 268, 420–25.

Federman, D. D. (1990). The education of medical students: sounds, alarms and excursions. *Academic Medicine*, 65(4), 221–6.

Fraser, R. C. (1987). Preface to the first edition. In *Clinical Method: A General Practice Approach* (R. C. Fraser, ed.). Oxford: Butterworth-Heinemann.

Fraser, R. C., McKinley, R. K. and Mulholland, H. (1994). Consultation competence in general practice: establishing the face validity of prioritized criteria in the Leicester Assessment Package. *British Journal of General Practice*, 44, 109–13.

Fraser. R. C., Baker, R. and Lakhani M. K. (1998). Evidence-based clinical audit: an overview. In *Evidence-based Audit in General Practice: From Principles to Practice* (R. C. Fraser, M. K. Lakhani and R. H. Baker, eds.), pp. 1–15. Oxford: Butterworth-Heinemann.

Hastings. A. M., Fraser. R. C., and McKinley. R. K. (in press). A new integrated course in clinical methods for medical students.

Henbest, R. J. and Stewart, M. (1990). Patient-centredness in the consultation. II: Does it really make a difference? *Family Practice*, 7, 28.

Horder. J. and Moore, G. T. (1990). The consultation and health outcomes (editorial). *British Journal of General Practice*, 40, 442.

Howie, J. G. R. (1985). The consultation: a multipurpose framework. In *Decision Making in General Practice* (M. Sheldon, J. Brooke and A. Rector, eds.) Basingstoke: Macmillan.

Inui. T. S., Yourtree. E. L. and Williamson I. W. (1976). Improved outcomes in hypertension after physician tutorials. A controlled trial. *Annals of Internal Medicine*, 84, 646.

Kaplan. S. H., Greenfield. S. and Ware, J. F. (1989). Assessing the effects of patient–physician interactions on the outcomes of chronic disease. *Medical Care*, 27, 110.

Knottnerus, J. A. and Dinant, G. J. (1997). Medicine-based evidence, a prerequisite for evidence-based medicine. *British Medical Journal*, 315, 1109–10.

McKinley. R. K., Fraser. R. C., van der Vleuten, C. and Hastings, A. M. (in press). Formative assessment of the consultation performance of medical students in the setting of general practice using a modified version of the Leicester Assessment Package.

Middleton, J. F. (1995). Asking the patient to bring a list: a feasibility study. *British*

Medical Journal, 311, 34.

Pendleton, D., Schofield, T., Tate, P. and Havelock, P. (1984). *The Consultation: An Approach to Learning and Teaching*. Oxford: Oxford University Press.

Sackett, D. L., Rosenberg, W. M. C., Gray, J. A. M. *et al*. (1996). Evidence-based medicine: what it is and what it isn't. It's about integrating individual clinical expertise and the best external evidence. *British Medical Journal*, 312, 71–2.

Savage, R. and Armstrong, D. (1990). Effect of a general practitioner's consulting style on patients' satisfaction: a controlled study. *British Medical Journal*, 301, 1968.

Scully, G. and Donaldson, L. J. (1998). Clinical governance and the drive for quality improvement in the new NHS in England. *British Medical Journal*, 317, 62–5.

Sheldon, T. A., Guyatt, G. H. and Haines, A. (1998). Getting research findings into practice: when to act on the evidence. *British Medical Journal*, 317, 139–42.

Spence, J. (1960). The need for understanding the individual as part of the training and function of doctors and nurses. National Association for Mental Health. Reprinted in *The Purpose and Practice of Medicine*, pp. 271–80. Oxford: Oxford University Press.

Stott, N. C. H. and Davis, R. H. (1979). The exceptional potential in each primary care consultation. *Journal of the Royal College of General Practitioners*, 29, 201.

Stott, N. C. H. and Pill R. M. (1990). Advise yes, dictate no. Patients' views on health promotion in the consultation. *Family Practice*, 7, 125.

Tuckett. D., Boulton. M., Olson. C. and Williams, A. (1985). *Meetings between Experts: An Approach to sharing Ideas in Medical Consultations*. London: Tavistock Publications.

第3章

诊断流程

Robin C. Fraser

> 处理不确定性的能力,排除危险,忽视无关紧要的……（Elwyn,
> 1997）

无论是在医院还是在全科诊所,当患者出现新问题时,明确诊断可能是医生最重要的一项接诊任务。如果有可能做出明确的诊断,医生不仅会更加了解患者主诉背后的具体病理生理学机制,还会更加了解患者可能的疾病自然病史。这种理解对临床管理计划的制定和实施有很大的影响。医生对做出诊断越有信心,就越有能力判断是否需要干预,以及指出干预的类型。因此,做出诊断"是一项重要的成就,它为预后和治疗开辟了道路"（英国皇家全科学院,1972）。

然而,必须强调的是,"诊断"一词不只是指传统的疾病标签;"病理生理学"一词也并不仅仅涉及器质性疾病。虽然寻找和识别器质性疾病（即以疾病为中心的诊断）是一项极为重要的接诊任务,但这并不是全部。还必须设法做出一项以患者为中心的诊断,即包括考虑患者对其主诉的性质、潜在原因的想法和感受（见前一章）。因此,我们鼓励读者从全人的角度来考虑诊断,包括以患者为中心和以疾病为中心的因素。

在这方面,读者也应该意识到,即使是有经验的医生在全科诊所中也不可能做出明确的病理生理学诊断,目前最多只有 50% 的患者能确诊。然而,在没有适当的诊断标签的情况下,"诊断"仍然可以用患者问题的形式表示（见下文的"三重诊断"）。

在本书中,为了方便和清晰起见,诊断过程和管理分别在不同的章节中进行讨论。然而,应该记住,诊断通常是一种可能性而非确定性的描述,通常需要"被认为是暂时性的,直到被随后的病程或具体的治疗反应所支持"（英国皇家全科医师学院,1972）。因此,尽管诊断常常领先于管理,且预测了管理计划和措施,但诊断过程通常包括诊疗管理。这是因为在没有做出明确诊断的情况下,合理的管理决策常常是根据对患者症状和 / 或体征和 / 或问题的评估而做出的。尽管这种情况在全科诊所和医院都有发生,但在前者会更常见。

做出诊断是一个复杂的过程,涉及的远远不止收集临床信息。需要获得、整合和应用大量的技能(见第 2 章)。特别重要的技能是问诊(见第 6 章)、临床推理和在需要时评估个人的知识水平。因此:

术语“诊断”的含义包括临床医生在思考患者出了什么问题时,理解临床信息及遵循和选择诊断标准的过程(Gale 和 Marsden,1985)。

在临床环境允许的情况下,培养“正确”诊断的能力是至关重要的。如果要达到这一目标,首先需要培养理解诊断是如何做出的,以及在具体情况下你为什么会得出正确诊断的能力。那么在未来的场合,你就更有可能继续得到正确的诊断。由于许多误诊(即使不是大多数)都是诊断过程中的错误造成的,而不是缺乏事实性知识造成的,因此你也将能够更好地确定这些错误的可能原因,并采取适当的行动来纠正这种情况。这种自我学习的过程是一种强大的刺激,可以改善临床能力,因为它将使你能更好地处理问题;你将面临先前没有遇到过的临床问题,这些是不可避免的。

本章将向读者介绍阐明问题和制定诊断的过程。

解决问题的归纳法和假设 - 演绎方法

最后,当医生将某个患者的症状和体征与他们能识别的代表特定疾病实体的模式进行匹配时,他们就能做出诊断。与全科诊所相比,在医院里更有可能做到这一点。

然而,在任何临床环境中,也只有极少数情况下,可以立即识别一个独特的模式;通常,医生会着手寻找进一步的证据来帮助鉴别大量潜在的诊断。有几种方法可以完成这项任务。通常可以在一次接诊中完成,但有时需要不止一次的接诊。

你可能已经被教导使用解决问题的传统方法或归纳法来得出诊断(图 3.1)。这种方法指出——无论是提出的主诉——还是综合病史(包括系统回顾)都必须来自每个患者,随后进行的是完整的体格检查和大量的辅助检查,其中许多是常规性的。此外,你会被鼓励推迟做出诊断的任务(即解释收集的信息),直到综合了大量的信息。

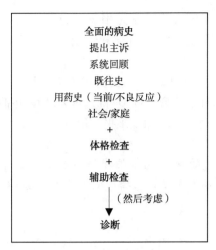

图 3.1 解决问题的归纳法

这种方法无疑为医学生提供了重复学习的机会,使他们熟悉对患者采集病史时可能需要问的一系列问题,并为提高他们的体格检查技能提供了必要的实践机会。然而,在实际的临床实践中,这种解决问题的临床方法很少被全科医生使用,医院的医生也很少使用,因为 "使用不集中注意力的方法是无效的、令人困惑的和费时的"(Joorabchi,1989)。

事实上,"过多的数据收集会使系统(即医生)的能力超负荷,从而干扰临床推断和推理过程"(Hoffbrand,1989)。因此,少数情况下当患者出现非常模糊的症状,以致无法产生有用的诊断、无法排除潜在的严重病因时,应保留归纳的方法。

在现实中,大多数临床医生做出诊断是通过一种假设 - 演绎推理的过程,即通过受过训练的推测和验证的过程(Elstein 等,1978)。此外,研究表明,全科医生和医院医生都使用相同的 "多个假设引导的、问题导向的调查方法"(Barrows 等,1982)。图 3.2 简单呈现了这个过程中所涉及的各个阶段。所谓的假设 - 演绎法是有效的,因为它使医生能够以最大的时间、成本效益和最小的干扰为患者解决问题。一位医学教授进一步支持了这种观点:"在认识到诊断基本上是假设演绎的过程中,我并不是简单地将其与一个空白的头脑仪式化地收集信息进行对比,我说它是优越的,是因为一个空白的头脑可能会缺失信息,它只对一个想法产生回应"(Campbell,1987)。

无论是在医院还是在全科诊所,患者进入诊室之前,临床医生都有可能获得关于患者的大量信息。如果医生很了解患者——很可能在全科诊所中有相当大比例的患者——对患者的既往史、个人和家庭情况以及以前的患病行为模式的信息,便可以很容易地从记忆中回忆起来。

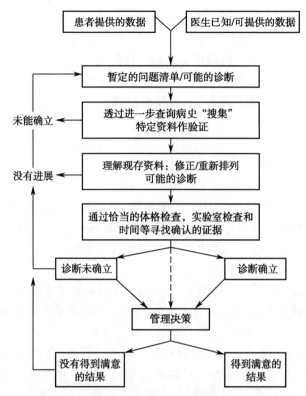

图 3.2　解决问题的假设 - 演绎法（改编自 Elstein 等，1978）

　　如果接诊的临床医生不认识患者——这将是大多数学生进行接诊的情况——在患者进入诊室之前，应该有选择地仔细检查病历记录。通过练习，这可以在 10~20 秒完成。在大多数的接诊过程中，通过向临床医生提供大量有价值的信息，这将有助于更有效地解决临床问题，所投入的时间将得到回报。应获取下列资料：

- 年龄、性别和社会阶层；后者可以从患者的住址和 / 或职业中获得。在考虑诊断的概率时，所有这些因素都有影响。
- 重要的既往病史 / 家族史：在大多数（教学）诊所中，医疗记录都会方便地总结出这些。这将帮助你避免询问一些不必要的问题（例如，如果一位患者做了子宫切除手术，你便不需要询问月经史）或协助提出诊断假说（例如，如果一位患者曾经做过一次阑尾切除术，那么阑尾炎就不可能是任何腹痛的原因）。

　　此外，了解当前的药物有助于你将患者的症状与特定的药物副作用联系起来。在意识到一个患者的家庭成员以前死于癌症、心脏病等时，这也可能提醒你这个患者现在的症状，可能与他罹患了同一种疾病而产生的焦虑有关。

- 就诊频率：这将有助于了解患者耐受症状的能力。特别要注意不经常就诊者的任何临床表现，这是明智的。
- 最后一次就诊的细节：目前就诊的原因可能与患者的上一次就诊有关。如果是这样，这往往意味着患者的症状没有如预期的那样得到解决，或者出现了新的其他症状。无论如何，你会知道以前发生过什么，这将使你目前的接诊更有效。

当接诊开始时，语言和非语言的信息会呈现给医生。现在有相当多的证据表明：有经验的医生经常在最初的几个病例中对患者提出他们的诊断假设，而且他们通常是正确的（van der Vleuten，1996）。在许多案例中，发生了"诊断前解释"（Gale 和 Marsden，1983）的阶段，在此期间，医生开始评估患者的问题，他们是根据广泛的分类而不是特定的诊断实体，例如："我认为问题出在心血管方面。""这可能是心理上的而不是生理上的问题"，"急性的而不是慢性的"，"严重的而不是轻微的"，等等。

在解决问题过程的下一阶段，医生试图通过向患者询问具体问题来进一步收集信息，有助于寻求支持生成先前诊断概率的证据和对以前的诊断进行鉴别。在整个过程中，医生需要不断解释从患者那里得到的答案，并搜索更多的信息进行相应地修改。目前的目标是设法消除任何以前提出的显著可能性的诊断，但这些诊断不被所收集的额外资料所支持。最终的目标是留下一个单一的明确的诊断；然而，通常情况下，医生会得到一个或多个诊断的可能性。

由于病史是最终诊断的关键预测因素（见下文），体格检查的目的是寻找相关的和有鉴别意义的体征，以帮助确认或否认最可能的诊断（Fraser，1994；Sandler，1984）。

如果在解决问题过程的任何阶段都无法获得支持，也无法取得进展，那么就需要重新考虑现存的问题，并通过收集和分析更多的临床信息，对可能的诊断做出新的评估。如果诊断得到确认，则可以适当地执行管理决策。另一方面，由于没有足够的证据来证实或排除诊断的可能性，最终的判断可能不得不推迟。在这种情况下，可能必须制定一个"非诊断"或利用时间作为一种深思熟虑的诊断策略。因此，在没有明确诊断的情况下，可能必须做出管理的决定，同时等待结果。这一进程的某些方面，在适当的时候要考虑得更加细致。

在诊断过程中病史、查体和辅助检查的相对贡献

遗憾的是，在医学本科和研究生教育中，病史在疾病诊断中的价值似乎都被忽视了（Sandler，1984）。

日常临床实践中遇到的大多数临床问题,都可以在良好的临床病史的基础上得到有效和满意的解决(Sandler,1984)。因此,接诊时病史采集是诊断的关键。因为有许多未分化的症状表现,这在全科诊所中尤其如此(见第 1 章)。基于新转到诺廷厄姆和巴恩斯利两家医院门诊的两项研究结果证实,或许更令人惊讶的是,这一结论在医院里也成立。

Hampton 等(1975)表明,在心内科诊所门诊就诊的新患者中,83% 的患者仅凭临床病史就可以做出诊断,相比之下体格检查为 9%、辅助检查为 9%。Sandler(1979)在医院门诊部的一项更全面的研究中也得出结论,病史的诊断价值远远超过体格检查或辅助检查。仅凭病史就能确定 56% 的转诊患者的诊断,相对应地消化道和心血管的诊断范围为 27%~67%。体格检查能确定17% 的诊断,而其对于消化道和心血管的范围为 0%~24%。常规辅助检查相对应的数字为 5%,消化道和呼吸道的范围为 0%~17%,特殊检查相对应的数字为 18%,消化道和心血管的范围为 6%~58%。常规的血液学和尿液检查对诊断的价值微不足道,约占 1%。

将 180 例胸痛患者分别考虑时,值得注意的是:

> 病史能得出 90% 的诊断,辅助检查毫无诊断价值。常规检查主要是胸片和心电图,只占 3% 的诊断价值;特殊试验,主要是运动心电图占 6% 的诊断价值(Sandler,1979)。

现代技术使得进行一系列检测变得很容易。因此,"在做出诊断和治疗的决定之前,往往存在一种不恰当的趋势,即依赖于这类检测的结果,即使这类检测的价值往往有限"(Sandler,1984)。上述研究已经充分说明了这一点。

Sandler 基于这些发现总结道:

> 应该更加强调在做出诊断时……病史的价值。本科生和研究生在参加考试前都应该接受良好的训练,包括优质的病史采集和从病史中得出诊断结论的技能。这会鼓励学生寻求特定的检查结果来证实或否定基于病史的诊断。

这可能是这本书中包含的最重要的陈述。如果所有的医生都能掌握并实施必要的技能,特别是通过减少不必要的实验室检查和辅助检查,将会使临床实践的质量和成本效益得到重大改善。它还将通过为医学生(和初级医生)提供更合适的、可效仿的榜样,从而改善医学教育的质量。

一位医学院的院长强调了这一点:

如果你能采集优质的病史,做出可信的体格检查,并有把握地判断患者的病情,你就可以避免过度的检验、影像学检查和处方(Federman,1990)。

然而,必须强调的是,"优质的病史"肯定意味着是一段适当的、有鉴别性的病史。"这意味着要询问恰当的问题,而不是每个问题都问"(Hoffbrand,1989)。例如,甲状腺毒症是一种可能发生数十种临床表现的疾病。如果怀疑有甲状腺毒症,医生更有意识地去验证并确定患者是否体重减轻、食欲增加、不喜欢炎热的天气,由于存在这 3 种临床特征,将极有可能得出诊断。另一方面,除了甲状腺毒症外,许多其他疾病也会出现疲劳和易怒等症状,因此,这些症状并不是区分甲状腺毒症和其他疾病的关键症状(见下文的病例 2)。正如 Dixon(1986)用无可挑剔的逻辑指出的那样,"没有目的地询问很多病史问题,对接诊结果没有任何作用"。

当我们考虑到病史不仅对诊断而且对确定管理计划有重要作用时,进一步加强了病史在临床医学中高于一切的重要性(见第 4 章)。

诊断概率的生成和适当排序

有 4 个影响诊断概率生成和排序的主要因素:发生概率、严重程度、可治疗性和新奇性(Elstein 等,1971)。

发生概率

这是迄今为止最重要的影响,因为在任何特定的临床情况下,医生必须问的基本问题是:我的患者出现症状最可能的原因是什么? 一个特定的症状表现或一组症状的具体诊断概率,会更多地受到两个相互关联因素的影响:
● 拟诊的具体疾病发生的粗概率
● 患者和症状的各种变化之间复杂的相互作用,以及其对粗概率的影响

以咳嗽的症状为例。我们对全科诊所发病率分布的了解告诉我们,咳嗽极有可能是由一种不严重的急性感染引起(表 1.11)。此外,还要考虑诊断概率将受到具体患者的咳嗽持续时间和年龄变化的影响(分别见图 3.3 和图 3.4)。很明显,与 70 岁患者相比,3 岁患者的咳嗽(无论持续时间长短)的可能诊断非常不同。同样,70 岁老人咳嗽可能的诊断也会因咳嗽出现 3 天或 3 个月而有很大差异。因此,基于对概率的认识,即使在就诊的早期阶段,医

生也会及时帮助患者对症状做出适当的解释。诱发出存在的或不存在的相关症状,如咯血、体重减轻等,必将进一步影响和有助于明确诊断的概率。

　　然而,重要的是要记住,最可能的潜在诊断不一定都是不严重的。例如,如果一个 50 岁的男人出现胸部正中严重的压榨性疼痛,放射到他的下颌和左臂,并伴有呼吸困难和出汗,最有可能的诊断是心肌梗死。事实上,有了这样的临床表现,不可能是任何其他诊断。

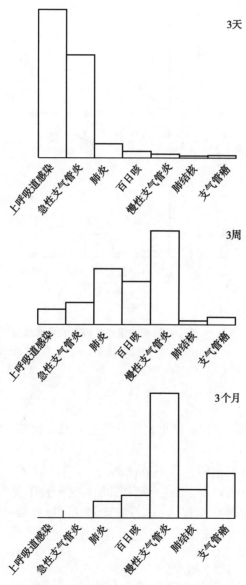

图 3.3　不同原因咳嗽的可能性与症状持续时间的关系

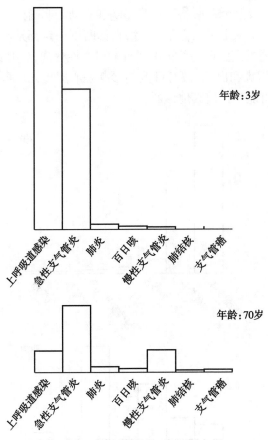

图 3.4 两个不同年龄组患者咳嗽的可能原因

严重程度

应特别考虑危及生命或严重丧失行为能力的疾病,这可能是导致症状出现的原因。

即使它们实际发生的概率不成比例,在适当的情况下,这样的诊断概率应优先考虑,例如,在职业生涯中平均来说,一名全科医生可能会遇到一两次恶性黑色素瘤。在许多情况下,这不应该阻止医生怀疑恶性黑色素瘤的概率——只要有适当的临床表现——因为延迟做出这样的诊断可能带来灾难性的后果。

可治疗性

出现症状的潜在原因越易治疗,就越有可能将其纳入诊断概率,其排序也就越靠前。例如,黏液性水肿是疲劳的一种不常见原因,但不应被忽视,因为它很容易被替代疗法所迅速纠正。

新奇性

非常罕见但令人难忘的疾病,极有可能被列入潜在的病因清单。例如,学生们经常建议将嗜铬细胞瘤作为一种诊断概率,尽管在全科诊所的职业生涯中遇到单一病例的可能性很小。应该抵制这种诊断的诱惑。

如果有关的医生(或学生)在最近的个人经历中,有过戏剧性或悲剧性事件(Slovic 等, 1982),就特别可能做出新奇的诊断建议。例如,未能诊断出颞动脉炎而不幸失明的患者,很可能导致医生对这种疾病的过度诊断。

当遇到产生合适鉴别诊断的实际问题时,你的目标应该是列出一个包括两种不同类别的列表。第一种列表应该包含最可能的原因,并且最初最多包含五种诊断概率。第二种列表应包括考虑不太可能但重要的概率,包括严重的和可治疗的类别,这应该只包括一种或两种概率。推荐使用这些具体的数值限制,因为正式的研究表明,医生的大脑在记忆中保留复杂项目的能力——比如诊断假设——最多 7 项(Campbell, 1987)。所以,新奇的想法应该很少出现。

学生们做出诊断时面临的困难

无论采用何种解决问题的方法,医学生可能遇到的特殊困难有两个主要原因——至少在最初阶段——在全科诊所的环境中做出适当的诊断。

第一个原因与全科诊所的特殊性和学生对它不熟悉有关。本主题已在第 1 章中得到充分讨论,该章强调了医院和全科诊所在诊断概率方面的差异。此外,由于所提出问题类型有本质的差别,与医院相比,全科诊所中做出明确诊断的可能性较低。这可能是失望和困惑的一个根源。此外,你还需要面对一个现实,即全科医生"必须经常诊断它不是什么疾病,而不是它是什么疾病"(Dixon, 1986)。例如,医生可能不得不对一个没有器质性疾病的腹痛患者说,"我不知道是什么引起了你的疼痛,但我肯定没有什么严重的,特别是我可以向你保证,这不是阑尾炎。"在这种情况下,几乎没有理由需要立即、彻底地寻找明确的根本原因。所有这些因素都要求学生有承受不确定性的能力,比医学生平时所要求承受的更高。

　　第二个原因可以在 Gale 和 Marsden(1983)的一项有趣的研究中找到,他们发现——不足为奇——住院医生比实习医生更善于做出适当的诊断,而反过来实习医生又比医科学生更擅长。然而,他们还发现,这 3 组人拥有并能够应用相同范围的复杂诊断思维过程,尽管他们对特定组件的使用有所不同。两组患者各自诊断能力的差异不仅取决于他们的知识水平,而且主要取决于获取(并因此应用)他们确实拥有的知识的能力。他们的结论是,一般来讲,医科学生在临床解决问题时可能会遇到困难,因为无论临床环境如何,他们感知和解释诊断问题的能力有限,因为他们在记忆中构建知识的方式并不适合临床实践。

　　下面这个例子,来自我自己的教学经验,突出了这个问题:在一个解决临床问题的练习中,一组 10 个学生,他们面对一个主诉持续疲劳 3 个月的 55 岁男性患者。大家知道他患有影响小关节的类风湿关节炎。尽管产生了一份详尽且基本无差别的鉴别诊断列表,涵盖从抑郁症到即将发生的心肌梗死等疾病,但该小组没有一名成员能够根据疲劳症状的实际原因推断出这些信息(事实上,他几个月来一直在服用阿司匹林)。当被直接问到水杨酸盐的副作用是什么时,所有的学生都知道,水杨酸盐会导致胃肠道隐性失血,最终导致缺铁性贫血,严重时会引起疲劳。所有的学生也都知道水杨酸盐是类风湿性关节炎最常见的治疗方法之一。然而,他们的知识却被锁在难以相通的隔间里。因为没有人可以在没有提示的情况下创建链接。在教学情境中,提示是可能的;然而,患者通常不会那么乐于助人!

一些常见的错误

　　在试图提出诊断假设时,学生们倾向于出现以下一些公认的错误(Joorabchi,1989),具体如下:

　　对于假设的无端执着。这是最常见的错误之一,其特征是“专注于特定的假设”。扭曲所有的数据,试图符合它,忽略与之矛盾的假设或数据,这些数据似乎否认或排除手边的诊断(Joorabchi,1989)。最重要的是,学生要以批判和客观的态度来评估他们所收集的信息,在多大程度上支持或驳斥了他们所提出的任何诊断假设。

　　过早结束假设。当学生在考虑一系列合适的诊断假设之前,先确定了一种可能性,然后“不再进一步寻找任何可能性”,就会出现这种情况。错过了其他可能更重要的方面(Joorabchi,1989)。为了避免犯这样的错误,读者应该尽量包括所有适当的诊断假设提纲,考虑所有因素,包含合适的诊断猜想,记住可能性、严重性和可处理性。

排除综合征。这与上面的相反;这里的问题是,学生建立了多种诊断假设。这通常是不够关注病史采集的结果。这一特征由学生(和医生)表现出来,他们拥有"一种临床推理形式,高度重视'不遗漏'或'排除'低概率的疾病"(White,1988),为了追求所有可识别的诊断假设,这些学生和医生必须进行无重点的体格检查和过多不必要的实验室检查,因为他们"求助于越来越昂贵的以医院为基础的技术干预,这将使我们的医疗保健机构越来越接近破产"(White,1988)。为了克服这种倾向,在"最有可能"的类别中,诊断假设首先应该被限制在最多五个,在可能性较小但很重要的类别中,应该最多考虑两个。只有在对这些都没有新的支持证据时,才应该产生额外的诊断假设。

其他错误包括:

- 产生非常不可能的假设(例如"新奇事物")。
- 过度保留最初适当的假设,根据随后获得的信息,这些假设显然是不可持续的。
- 推出未经证实的假设。

为了避免这些错误,读者应该在保留任何诊断假设之前,试着自己养成提问的习惯:在现有情况下,这个具体的假设可信吗?(另见第 11 章)

有助于生成诊断的一些实用技巧

利用"诊断前解释(prediagnostic interpretation,PDI)"阶段(Gale 和 Marsden,1983)。这有助于指导和缩小你搜索的重点领域,以寻找可能的诊断。例如,如果先前健康的 65 岁男性突然出现呼吸困难,持续时间为 3 个月,并且明显是患病了,PDI 将表明这是一种急性情况,可能会严重且涉及心血管和 / 或呼吸系统。这对于你的进一步调查,并排除慢性的以及影响其他大多数系统的不重要疾病而言,是一个方便的出发点。

无论 PDI 是否有帮助,通过明确目前的症状(由患者选择)或所谓的关键症状(由医生选择)来集中精力解决早期问题是一个明智的策略。例如,如果出现 / 关键症状是疼痛,则必须得出某些基本特征(部位、特征、严重程度、放射性、诱发或缓解因素、持续时间、发病时间、既往史)和任何相关特征(如呼吸困难、出汗、恶心、呕吐等)。这些问题的答案几乎总是会让你考虑更相关的诊断假设。

如果你在自发产生诊断可能性方面有困难,使用检查表通常可以作为记忆的触发点。列表可以促进产生诊断的可能性,否则将不会包括在内。这些列表中最有用的分别是所谓的"治疗分类筛"、系统学方法和解剖学方法(表 3.1)。

表 3.1   帮助生成可能诊断的列表

治疗分类筛	系统学方法	解剖学方法(例如胸痛)
先天性	心血管	皮肤
获得性	呼吸	肌肉
创伤性	胃肠	骨
感染性	泌尿生殖	胸膜
炎症性	肌肉骨骼	肺
代谢性	神经	心脏
血液学的	血液系统	食管 / 胃
退行性		
心理的		
医源性		

当患者表现出如此模糊的症状,以至于有大量不同的诊断可能性可以解释这些症状时,这种列表也很有用。它们可以为你提供一个系统的方法,使你能够缩小搜索区域,然后继续做一些 PDIs,或从这个领域提出一些限定诊断概率的建议。你在多大程度上使用一个或多个列表,将取决于具体的临床情况。例如,解剖学方法最适合考虑与疼痛有关的表现,而其他方法最适合处理模糊的症状表现。

最后,在考虑诊断假设时要记住以下一般准则(Joorabchi, 1989):
– 常见疾病的不寻常表现,比不寻常疾病的常见表现更为常见。
– 简单的疾病是由简单的问题引起的。
– 不同的症状和体征通常可以由单一疾病或实体引起。
如果所有的方法都失败了,可以参考书籍或期刊,或咨询同事。

三重诊断

在产生诊断假设时,必须从生理、社会和心理的角度思考——即三重诊断。这并不是说所有的疾病都有同等程度的生理、社会和心理因素,也不是说所有的生理疾病都有生理外的社会和心理原因。它只提醒大家"诊断的 3 个方面应该始终在每次接诊时酌情考虑"(Marinker, 1981)。例如,仅仅正确诊断一个十几岁女孩的寻常痤疮,然后将治疗局限于对抗该疾病的皮肤病表现是不够的。在这种情况下,还必须考虑疾病对患者心理变化和社会功能的影响。通过对患者的了解,你会意识到有必要评估她的自我形象和自信心的受影响程度,在患者生命中非常重要和脆弱的阶段,这些影响可能会导致不合群。因此,除了必要的药物治疗外,可能还需要一种接诊方法。

利用时间来辅助诊断

有时,所有临床医生都采用"静待观察"的方法作为一种深思熟虑的诊断策略。

从最经济的角度来看,使用时间的基本原理是将那些高患病率的患者与低患病率的患者分开。你们中的大多数人会赞同外科医生将疑似阑尾炎的患者动手术的决定推迟一整夜,希望临床情况会变得更清晰。利用时间作为诊断工具特别适合于全科医学,因为在许多情况下,无法做出明确诊断时,症状自发性缓解的频率很高。一项研究证实了这一政策的有效性,当 72% 的最初未被诊断的患者不需要向他们的医生复诊,主要是因为症状的自发缓解(Thomas, 1974)。然而,要恰当而有效地利用时间,医生必须能够控制自己,并减轻患者在这段时间内产生的几乎不可避免的不确定感。

全科医生面对患者提出的问题,必须回答以下问题:这个患者患病了吗?3 个可能的答案是"没有""是的"和"不确定"。如果答案是"没有",医生需要确定患者为什么来就诊,是因为害怕患上某种疾病,比如癌症,还是这种表现掩盖了其他一些潜在的问题?

如果医生认为患者有疾病但不能诊断,或者如果医生不确定患者是否有疾病,这便是一个特别的机会利用时间作为诊断工具。这是否可能,以及在何种程度上可能,必须由特定的临床环境决定。如果患者未患病,医生可能会在几天或几周内安排检查患者疾病的进展情况,从而发现病情是否为自限性。另一方面,如果患者已患病,作为紧急情况,医生更有可能需要代验检查、安排转诊或入院。例如,当处理一个昏昏欲睡、发热、烦躁的婴儿时,等待和观察可能是不合适的。尽管根据概率,比脑膜炎更有可能诊断为上呼吸道感染,但仅凭临床方面的自信不可能完全排除脑膜炎。等待去看孩子是否恶化或好转是非常危险的——应该考虑紧急入院进行腰椎穿刺以明确诊断。

当医生决定利用时间作为诊断的辅助手段时,他们可以通过列出患者可能的病程,并建议他们在病情严重偏离这一预测、病情恶化或出现新症状时返回医院,从而进一步构建一张安全网。例如,一名全科医生可能很合理地对一名年轻男子做出急性胃肠炎的临时诊断,该男子有 2 天腹泻和呕吐史,并伴有原因不明的下腹部疼痛。一旦确定患者有足够的水合状态,且无急性阑尾炎的迹象,医生可以建议患者在接下来的 2~3 天内要适当摄入液体。然而,如果症状未缓解或者疼痛加剧,患者可能处于急性阑尾炎的早期,医生也建议患者再次就诊。

　　全科医生在适当的情况下,利用时间作为审慎的诊断策略,可避免以下问题:

- 把太多的时间花在微小或自限性疾病上
- 不必要地使他的患者接受不方便、痛苦的或昂贵的辅助检查
- 过分关心增加患者的焦虑
- 不伴有紧急情况或频繁地向医院转诊

　　通过这种对时间的区别利用,在对过度或不恰当转诊的反应过度、忽视或未确诊可治疗疾病的反应不足之间,医生可以安全地进行选择。

两个解决问题的实际案例

案例 1

　　一位 61 岁的寡妇有 5 天“尿床”史,因为她“不能按时上厕所”。在她目前的症状出现之前,她感觉“非常好”。她的病历显示,她没有重大疾病史,也很少去看医生。

最初的解释

　　在这个阶段,诊断的可能性是:

1. 最有可能的

尿路感染

2. 不太可能,但考虑起来很重要

a. 膀胱突出症;

b. 糖尿病。

原因如下:

1. 突然发作;

2. 症状持续时间短;

3. 老年女性患者;

4. 既往身体状况良好。

后两种诊断中的任何一种,都可能以这种方式表现为这个年龄的女性患者的尿失禁。

最初的想法

医生需要通过选择性询问来寻求更多的信息,以试图区分不同诊断的可能性。患者每小时排尿一次,有排尿困难,但无遗尿、血尿、背痛或发热。其他方面她感觉很好。咳嗽时无尿失禁,无家族史或其他糖尿病症状。

进一步解释

尽管没有遗尿症,这为下尿路感染提供了更多的支持。几乎排除了膀胱突出症,糖尿病的可能性更小,但仍然不能被完全排除。

进一步检查

- 没有进行体格检查,因为其结果可能是微不足道的。
- 中段尿(midstream urine, MSU)送到实验室寻求确认诊断。
- 就诊时未检测到糖尿:基本排除糖尿病。
- 制定抗生素治疗,因为:根本原因有很大可能性是尿道感染引起的压迫性症状,患者发现难以容忍,直到提供了 MSU 的结果。
- 向患者解释,1 周以后复诊,重新评估病情。

MSU 结果提示大肠杆菌显著感染,诊断可靠。患者的症状得到了缓解,随后 MSU 检查提示患者的尿液是无菌的。

然而,如果患者的症状没有得到缓解,MSU 结果为阴性,医生将不得不重新考虑诊断的可能性。这些需要包括:

- 膀胱突出症的异常表现:需要进行妇科检查,而先前这么做是不合理的。
- 心理原因:这将需要敏锐的搜索患者更多的社会和心理环境的信息。作为一个不常去看医生的人,她可能是一个禁欲主义者,因此不愿意轻易承认自己患有心理疾病。她的症状与她的寡居/家庭/最近的生活事件是否相关呢?

如果这些诊断可能性都没有得到证实,而症状仍然存在,患者将需要首先转诊给泌尿生殖外科医生,因为全科医生现在已经达到了他的能力极限。

案例 2

　　第二个例子说明了,症状的轻微变化如何能显著影响可能诊断的性质和识别它们的容易程度。它还说明了人口和社会的特征对诊断概率的产生和排序有多种影响。

　　一名带着 3 个孩子的 32 岁离婚妇女出现下列症状之一。每次她都述说自己直到两个月前都"很健康"。

- 场景表现 1

    易怒

    疲劳

    体重减轻

    厌恶炎热的天气

    出汗增加

    心悸

    手颤抖

    食欲增加

- 场景表现 2

    易怒

    疲劳

    出汗增加

    体重减轻

    心悸

    食欲下降

- 场景表现 3

    疲劳

    体重减轻?

    食欲正常

场景 1

　　在场景 1 中,最可能的诊断很容易被识别为甲状腺毒症,因为该疾病的大多数典型症状已经被引出。由于患者所处的社会环境,一些医生可能也会考虑同时存在焦虑 / 抑郁的可能性,但现阶段没有迹象表明需要考虑其他可能性。然而,体格检查是必要的,并应以试图诱发甲状腺毒症的体征为目的。有了这种表现,其中许多很可能会被发现,但无论体格检查发现了什么,必须进行甲状腺功能检查,以寻求确诊。

在适当的时候,实验室检查证实了急性甲状腺毒症的存在。经过适当的治疗,所有症状都消失了,表明这些症状完全是生理上的,与患者的社会环境无关。

场景 2

在场景 2 中,可能的诊断如下:

1. 最有可能的
a. 焦虑 / 抑郁
b. 贫血
c. 甲状腺毒症
2. 不太可能,但很重要也要考虑
a. 乳腺癌 / 宫颈癌
b. 肺结核

由于不存在厌恶炎热的天气和手颤抖的症状,体重减轻也不伴有较好的食欲,已降低了甲状腺毒症的可能性。然而这仍然是一个可能的诊断。焦虑(有或没有抑郁)和贫血成为主要的可能性,因为这些情况在这个年龄段的女性患者中相对常见,也因为症状学与患者的社会环境可能存在关系。

寻求更多的信息应该集中在抑郁症的特征表现上,如情绪低落、哭泣、睡眠模式紊乱和自杀倾向。也应该寻找焦虑 / 抑郁的可能原因:例如,患者是否有经济困难? 孩子们有什么问题吗? 是一段新的恋情还是一段旧恋情的结束? 她和前夫有问题吗? 关于贫血,询问应集中在饮食方面,因为考虑到患者的社会环境,她可能忽视了自己。由于直到 2 个月前她都很好,所以不太可能有月经过多,但应该询问有关大便颜色的信息。还应询问有无盗汗、咯血、阴道出血和伴或不伴性交困难的性交后出血。

进行体格检查时,应注意患者的一般行为举止,因为在抑郁症时,患者的情绪会低落,例如可能会低着头。身体的躁动有助于诊断焦虑和甲状腺毒症。应注意贫血(黏膜苍白、甲癣)和甲状腺毒症(心动过速、手心出汗、甲状腺肿大伴瘀斑、眼球突出等)的特征。根据所获得的特殊病史,可能需要检查胸部、乳房和子宫颈。根据体格检查结果,可能有必要进行血红蛋白和全血细胞计数以及甲状腺功能检查。

结果所有这些检查都是正常的,因为患者的问题是由经济困难和孩子的行为问题导致焦虑/抑郁引起的。在这种情况下,管理可能包括使用抗焦虑药和抗抑郁药、医生的接诊方法和社会工作者可能做出贡献。

场景3

在场景3中,表现出来的症状如此模糊,以至于诊断概率的数目非常多,可能包括从根本不存在的疾病到严重的潜在病理变化。如果不能从病史中进一步得到有用的资料,就有必要做出一些PDIs,设法说明所涉及紧急情况的程度,以及需要在多大程度上进一步寻找可能的根本原因。例如,如果患者看起来不舒服,并且能够获得客观的体重减轻证据,那么就需要使用对病史、体格检查和辅助检查的归纳方法。如果证明还是不能确诊,建议尽早转诊到医院。

要　点

- 接诊的主要任务是发现患者的问题所在。
- 诊断是一个复杂的过程,需要由大量的技能组成。
- 理解如何确诊是很重要的,以便可以重复成功之处,并纠正失败之处。
- 虽然归纳方法是一个有用的学习框架,但在临床实践中,假设-演绎法更常用,也更有效。
- 在诊断过程和患者管理中,不能过分强调病史的重要性。
- 诊断的可能性取决于临床环境、症状的性质和持续时间以及患者的类型。
- 诊断应酌情用生理、心理和社会术语来表述。
- 虽然诊断通常先于管理并预测管理,但诊断过程通常包括管理,特别是在全科诊所的环境下。
- 记住:"是思考的质量而不是事实的数量才可能导致临床问题的解决"(Marinker, 1976)。
- 最后:"老师和学生应该多注意经济情况,就像他们习惯上致力于(诊断的)彻底性那样。两者之间不应该有冲突。"(Campbell, 1987)。

参 考 文 献

Barrows, H. S., Norman, G. R., Neufeld V. R. and Feightner J. W. (1982). The clinical reasoning process of randomly selected physicians in general medical practice. *Clinical and Investigative Medicine*, 5, 49.

Campbell, E. J. M. (1987). The diagnosing mind. *Lancet*, April 11 849–51.

Dixon, A. S. (1986). 'There's a lot of it about': clinical strategies in family practice. *Journal of the Royal College of General Practitioners*, 36, 468–71.

Elstein, A. S., Loupe, M. I. and Erdmonn, J. B. (1971). An experimental study of diagnostic thinking. *Journal of Structural Learning*, 2, 45.

Elstein. A. S., Shulman. L. S. and Sprafka S. I. (1978). *Medical Problem Solving – An Analysis of Clinical Reasoning*. Cambridge, Massachusetts: Harvard University Press.

Elwyn, G. J. (1997). So many precious stories: a reflective narrative of patient-based medicine in general practice, Christmas 1996. *British Medical Journal*, 315, 1659.

Federman, D. D. (1990). The education of medical students: sounds, alarums and excursions. *Academic Medicine*, 65(4), 221–6.

Fraser, R. C. (1994). *The Leicester Assessment Package*, 2nd edn. Glaxo Medical Fellowship.

Gale, J. and Marsden P. (1983). *Medical Diagnosis: From Student to Clinician*. Oxford: Oxford University Press.

Gale, J. and Marsden, P. (1985). Diagnosis: process not product. In *Decision Making in General Practice* (M. Sheldon *et al.*, eds.), Chapter 7. Basingstoke: Macmillan.

Hampton, J. R., Harrison, M. J. B. and Mitchell J. R. A. (1975). Relative contributions of history taking, physical examination and laboratory investigation to diagnosis and management of medical outpatients. *British Medical Journal*, 2, 486–9.

Hoffbrand, B. I. (1989). Away with the system review: a plea for parsimony. *British Medical Journal*, 298, 817–19.

Joorabchi, B. (1989). Medical information processing skills: guide posts to clinical assessment. *Medical Teacher*, 11, 331.

Marinker, M. (1976). Clinical problem-solving in general practice. In *Practice – A Handbook of Primary Medical Care* (J. Cormack, M. Marinker and D. Morrell, eds.). London: Kluwer Medical.

Marinker, M. (1981). Whole person medicine. In *Teaching General Practice* (J. Cormack, M. Marinker and D. Morrell, eds.). London: Kluwer Medical.

Royal College of General Practitioners (1972). *The Future General Practitioner: Learning and Teaching*. London: British Medical Association.

Sandler, G. (1979). Costs of unnecessary tests. *British Medical Journal*, 2, 21–4.

Sandler, G. (1984). In *Common Medical Problems*, p. 578. Lancaster: MTP Press Limited.

Slovic, P., Fischoff, B. and Lichtenstein, S. (1982). Facts versus fears: understanding perceived risks. In *Judgement under Certainty: Heuristics and Biases* (D. Khaneman, P. Slovic and A. Tuersky, eds.). Cambridge: Cambridge University Press.

Thomas, K. B. (1974). Temporarily dependent patients in general practice. *British Medical Journal*, 1, 625–6.

van der Vleuten, C. P. M. (1996). The assessment of professional competence: developments, research and practical implications. In *Advances in Health Sciences Education*, 1. The Netherlands: Kluwer Academic Publisher.

White, K. L. (1988). *The Task of Medicine*, p. 45. Menlo Park, California: The Henry J. Kaiser Family Foundation.

第4章

患者管理

Brian R. McAvoy

　　每个患者体内都有自己的巫医。当我们给住在每个患者体内的
医生一个工作机会时,我们就处于最佳状态(Albert Schweizer)。

　　诊断和管理的相互关系已在上一章节描述。如果诊断是关于临床方法
的科学,那么管理就是艺术。患者、家庭和在诊所注册的人群向全科医生展
现了临床问题的多样性和复杂性,医生有责任使管理方案和角色具有广泛性。
Balint(1986a)恰当地描述了这些情况:

　　医生应该做这样一种权威的守卫者吗? 知道做什么对于被监护
人是最好的,不需要解释但能够忠诚服从。他应该像导师一样吗?
提供他的专业知识,并准备教患者如何适应环境变化、如何采取新的
且更有用的态度。他应该是一个超然的科学家吗? 客观地描述各种
治疗和营养治疗可能的优缺点,让他的患者完全自由的选择,但也要
让他承担选择的责任。他应该做一个仁慈的家长吗? 必须饶恕他对
不良的亲子关系承担任何负面消息或痛苦的责任。或者他应该是一
个"真理高于一切"的倡导者吗? 坚信没有什么事情是比怀疑更糟
糕的,并据此采取行动。当然,答案是医生必须做出判断:对每个患
者来说什么是最好的。

虽然管理必须针对患者个体的具体问题和情况,但仍需要在以下大标题
下考虑健康问题的管理:

1. 安慰和 / 或解释(reassurance and/or explanation)
2. 建议(advice)
3. 处方(prescription)
4. 转诊(referral)
5. 检查(investigation)

6. 观察（随访）[observation（follow-up）]

7. 预防（prevention）

然而,必须强调的是,这些标题只是作为一种辅助备忘录。它们的排列顺序并不意味着它们的相对重要性,在某些情况下,许多细致的分类可能既不需要也不适当。一个方便的缩写是 RAPRIOP。

近年来,由于资源有限、患者需求增加和生物技术的蓬勃发展,医生的管理行为受到越来越多的关注。因此,全科医生作为初级和二级照顾之间的"守门人"角色至关重要。针对患者的管理决策,对这些个体有明显的直接影响,同样,对诊所中的其他患者和整个社区在资源利用方面也有间接影响。尽管与任何专业的临床医生一样,全科医生的主要责任是对他所关心的患者或家庭负责,但他必须越来越意识到他的决策有更广泛的影响。更强的公众责任感使人们更加清楚地注意到临床医生的行为在各个方面的适当性,这可能是今后越来越重要的一个领域。的确,英国国家医疗服务体系新白皮书（The White Paper, The New NHS）（英国卫生部,1997a）增加了英国全科医生在发展基层医疗和社区卫生保健以及塑造医院服务方面的责任。此外,循证医学的发展——"尽责地、明确地、明智地使用现有的最佳证据来决定对个体患者的照顾"（Sackett 等,1997）——概括并阐明了良好的临床实践的本质。

安慰和 / 或解释

寻求安慰的需要,可能是患者去看医生的主要原因,而管理可能也常常会包括这一点。的确,正如 Michael Balint（1986b）所言:

> 尽管我们缺乏对"安慰"和"建议"的动机和可能结果的了解,但这两种形式可能是最常用的医疗形式。换句话说,它们是"医生"作为药物最常见的形式。毕竟,有什么比同情一位处于困境中的患者更自然的事情呢……患者常常会因为我们真诚的"安慰"而感到宽慰,之后事情会朝着有利的方向发展。

然而,不适当的安慰对患者来说也可能十分危险,会损害医患关系和医生的信誉。以 Kessel（1979）的话来讲,"安慰的话语应该像使用任何其他医学技能一样,经过计划和深思熟虑"。此外,安慰还需要伴随着合适的解释。

对许多人来说,某些症状或体征是某种特定疾病的典型表现,例如胸痛和心悸——冠状动脉疾病;腰痛——椎间盘突出;头痛和眩晕——高血压或脑卒中早期;肿块——癌症。除非医生探究患者对其症状的理解及其可能的意义,否则就不可能消除他们的疑虑。例如,46岁的格林夫人经常出现压力相关的症状,她有持续3周的头痛病史。你如果向她保证病史和检查没有发现异常,或者告诉她血压完全正常,在这种情况下是不会成功的。这是因为格林夫人的一位密友在几周前死于颅脑肿瘤,她最初是因头痛去看医生的,但医生对此不知情,也未察觉。如果格林夫人的医生能够查明这一点,那么就有可能提供具体而有效的保证。确实,对于此类患者,一味地安慰可能会加剧她的焦虑,因为这会加剧她对自己确实患有脑瘤的怀疑,并让她相信医生试图对她隐瞒真实诊断从而表现出善意。简而言之,医生首先必须让患者确信,他们不仅发现了患者问题的真正本质,而且通过安慰能处理这些问题。

作为一门管理技术,沟通和信任是影响能否成功安慰的另外两个因素。首先,以患者能够理解的方式来解释问题是至关重要的。除了智力和教育等明显的因素外,医生还必须考虑医疗经验、种族背景、社会阶层和性格特点。一个能说会道、学究式的大学讲师和一个不识字、缺乏自信的劳动者都有食管裂孔疝的症状,他们需要的解释在语言、重点和细节上可能存在显著差异(更详细内容见第6章)。

第二个影响因素是患者对医生的信任程度。如果医患之间联系紧密,安慰就更有分量。由英国全科医生提供的连续性照顾有几个优点,其中最重要的是:它提供机会来培养和发挥医患之间相互信任和尊重的关系。全科诊所四分之一的就诊者涉及慢性、不可治愈的疾病,如关节炎、慢性支气管炎和多发性硬化症。这些疾病的病史造成不可避免的反复就诊,使医患关系得以发展。在这些照顾优先于治疗的疾病中,这个所谓的医患之间的"共同投资公司"(Balint,1986c)具有特殊意义(见第5章)。

病例

现年58岁的Barbara Marston两年前患了卒中伴严重的右侧偏瘫。她在医院住了3个月,仍然有呼吸困难和偏瘫、严重残疾。她能用卡尺和三脚架助行器短距离行走,并得到了丈夫良好的支持。6个月前,她的右小腿出现深静脉血栓,不得不再次入院治疗。她对这一事件感到不满,因为她认为这是她康复过程中的"挫折"。她坚持去门诊做每3个月一次的检查,并且总是去看最初让她入院的医生。她今天来就诊,在常规检查6周前她就抱怨她的左小腿不舒服。医生诊断为浅表性血栓性静脉炎,建议给她止痛并安装一个弹性支架,告诉她没有证据表明有深静脉血栓的形成,也没有必要再入院,让她可以放心。他的安慰和解释得到了信任和宽慰。

医生对自己的诊断和治疗很有信心,因为他曾多次检查过Marston夫人的腿,知道她害怕再次住院。患者过去的经历、与医生持续的关系增强了她对医生的信任,使她更容易接受医生的判断。此外,后续的章节增加了医患双方在"共同投资公司"中股份的描述。

正如前面在第 2 章中提到的,越来越多的证据表明,就诊的人际关系方面不仅可以影响患者的满意度和依从性,还可以影响健康结果(Kaplan 等,1989),这在第 5、6 和 8 章中得到了进一步的阐述。

建议

在这里,全人医学和连续性照顾的概念是有效管理的必要条件。与诊断一样,应酌情从生理、心理和社会方面考虑管理问题。连续性的照顾使疾病能够被正确地看待,并经常使全科医生成为最合适的健康专业人士,能给予个人生活方式和行为上的建议(McCron 和 Budd,1979)。

为了使所提的建议能奏效,必须切合患者的实际情况和生活方式。例如,一个弹性轮班的工人会发现,在睡前服用一次抗抑郁药比在工作时间服用 3 次小剂量的抗抑郁药更容易。对于个体化的患者,标准和"常规"的建议可能需要进行大幅度修改。全科医生处于一种独特的地位,调整他的管理方案能适合于患者个人的性格和环境特点。

病例

Derick Hardwick 现年 55 岁,是一所学校的(为精神障碍学生开办的)前任校长。在经历了一段动荡的婚姻和离婚后,他在 3 年前再婚,并开始在退休时翻修一艘驳船。此前情况良好,他在过去的 12 个月里经历了两次心肌梗死,迫使他提前退休,尽管使用了钙通道阻滞剂、长效硝酸盐类、β 受体阻断剂和阿司匹林,他仍然患有中度严重的心绞痛。冠状动脉造影显示广泛的动脉粥样硬化性疾病,但没有特定的病变适合做血管成形术或搭桥手术。他对自己的身体活动受限感到愤怒、受骗和沮丧。传统医学现在已经没有什么办法可以提供给他了。然而,他的信心和士气正在提高,因为他的医生鼓励他把精力投入到完成驳船的工作中去。对于 Derick Hardwick 来说,"慢下来,放轻松"的传统建议是完全不合适的,这会进一步削弱他受损的信心。

咨询

有时候,安慰、建议和解释是不够的,医生可能被要求扮演一个更正式的咨询角色,帮助患者解决或正视他们的问题。咨询被定义为"帮助人们了解自己和提高效率的各种技术和方法"（Munro 等，1988 ）。一个更全面的定义是"熟练而有原则地利用关系发展自我认知、情感上的接纳和成长，以及利用个人资源。总的目标是活得更充实、更满意。咨询可能涉及处理和解决具体问题、做出决定、应对危机、处理情绪和内心矛盾，或改善与他人的关系。顾问的作用是以尊重客户价值、个人资源和自我决定能力的方式，来促进客户的工作"（BAC，1992 ）。

咨询的基本目标是帮助患者确定和实施他们自己对一个具体问题的独特解决办法。这是通过帮助患者不仅提高对特定情况的洞察力，也要确定可供他们选择的可能行动的范围。咨询的含义是患者认识到他们将被要求改变自己的行为。因此，咨询不仅仅是提出建议，也是为了解决缺乏心理治疗。因此，有效的咨询能为患者提供慰藉，并可促进身心健康明显改善。

在咨询过程中，需要涉及不同层次的作用，这取决于所提出或未发现的问题的性质。一些患者会意识到他们并没有身体或精神上的疾病，但是他们会意识到他们在适应或处理日常生活中的问题上有困难：例如，一位女性因丈夫有外遇而不开心，父母对十几岁叛逆的孩子困惑，或无法接受自己唯一女儿的婚姻和随后移民澳大利亚的孤独母亲。这些患者意识到他们痛苦的潜在原因，大多是为了寻求安慰和支持。

另外，患者可能出现身体症状，其潜在原因可能与工作或人际关系问题有关。然而，由于患者缺乏洞察力，无法做出适当的联系：例如，过度紧张的商人，其症状是疲劳和消化不良，或强迫性晋升到一个更重要职位的教师，表现为心悸和失眠。在这些情况下，医生首先需要有洞察力帮助患者寻求解决方案。因此，咨询可以在预防躯体疾病方面发挥重要作用。

每一个医生接受个体咨询的水平差别很大，这取决于医生的爱好和技能水平。许多医生在认识到患者需要咨询时，更愿意将有需要的患者转诊给非医疗人员，如社区精神科护士或心理学者。在过去十年中，许多咨询师已成为初级卫生保健团队的成员，在诊所内一起工作。

开处方

医生开处方前必须考虑的因素在之前已经概括了，应当记住，患者主动服用的药物数量（所谓的"非处方"药物）是医生所开药物的两倍（Wright 和 MacAdam，1979；也见第 1 章）。一项研究发现，在随机抽样的受访成年人中，80% 的人在过去两周内服用过某种药物，尽管只有 16% 的人咨询过医生（Dunnell 和 Cartwright，1972）。因此，为了尽量减少处方药物和自我用药之间不必要的相互作用,明智的做法是检查患者是否一直在自我用药,如果是,要了解患者服用的是什么药物、服用了多长时间且效果如何。

就像管理的其他方面,比如转诊和检查一样,处方必须考虑到患者的期望和他们的自主权,这往往包括要与患者协商。例如,一个年轻人来抱怨"感觉非常紧张",可能会期待甚至要求"做一些能让我平静下来的事情",但在适当的解释和安慰之后,很可能会乐意接受放松练习的建议。无论是否开具处方,它都是有效的。应始终向患者表明,如果他们对所提供的建议不满意,他们可以免费复诊。

1996—1997 年英国国民保健服务的处方费用为 45 亿英镑,约占国民保健服务总支出的 11%(处方定价局,1997 年)。全科医生的处方费用占 NHS所有处方费用的四分之三以上,而在 1996 年,58% 的处方是全科医生开具的。国民保健制度(NHS)每年发放的药品数量稳步增长,而免费处方的比例从 1986 年的 76% 上升到 1996 年的 86%。在英国,从 1987 年到 1996 年,每人每年开的处方数量超过 7 张已达到 9.9 张(英国卫生部,1997b)。1996 年,最常见的处方药是心血管系统(19%)、神经系统(18%)、感染(10%)和呼吸系统疾病(10%)。平均来讲,全科医生在三分之二的面对面就诊中会开具处方(Fraser 和 Gosling, 1985),但变化幅度相当大(40%~97%)。一项关于 7 家英格兰诊所用电脑开处方的研究(Purves 和 Kennedy 1994)发现,所有处方中65% 是重复的,即未经就诊就开了处方(范围为 54%~72%)。

在接诊时,决定是否开处方是至关重要的。在开具药方之前,你应该问自己一些简单的问题(基于 Wright 和 MacAdam, 1979):

1. 开这种药的临床目的是什么?

a. 治疗?

ⅰ. 预防用药,如已知患有风湿性心脏病的患者在拔牙前使用抗生素。

ⅱ. 治疗用药,如马拉硫磷洗剂治疗疥疮。

ⅲ. 针对症状的,例如对于骨关节炎应用非甾体抗炎药。

b. 策略?

ⅰ. 为获得更多信息而争取时间,例如为正在等待内镜检查的消化不良患者用抗酸药。

ⅱ. 与患者保持联系,例如要求患者在服用一段指定的时间后复诊,做出进展报告。这有助于检查患者的依从性,让医生评估疗效和可能的副作用,以及促进医患关系。例如对一个无症状的中年男子进行抗高血压治疗。

ⅲ. 作为一项试验性治疗,例如对一名有运动诱发哮喘病史的年轻人进行色甘酸钠治疗。如果成功,可以继续治疗。

ⅳ.在可能出现临床不确定的情况下,减轻医生的焦虑,例如,对可能具有传染性或过敏性或两者兼有的急性肢体炎症性病变,使用全身性抗生素加抗组胺药。

c. 两者都有?

例如 b 项中(ⅰ)、(ⅱ)和(ⅳ)也有治疗目的。

2. 有什么证据表明这种疾病的自然病史会被药物所掩盖?

许多患者希望医生开抗生素治疗上呼吸道感染。系统评价和个体研究表明,在全科诊所为大多数咽痛患者开抗生素处方的支持证据充其量是微不足道的;而且,抗生素的潜在成本和副作用可能会超过其带来的好处(Little 和 Williamson,1996)。虽然解释不开处方的原因,可能比开青霉素处方要花更长的时间,但所投入的时间和精力可能会得到回报,即改变了患者未来寻求健康的行为。患者在患上另一种咽痛时,可能会遵循你的建议,服用阿司匹林或者根本不用药。在这种情况下如果开抗生素处方,只会让患者更加坚信,每当出现这种症状时,都要进行这种治疗。类似的观点也适用于:咳嗽用祛痰药和病毒感染后功能低下用滋补药。

3. 在开处任何药物时:

a. 可提供什么证据?

ⅰ.比较有效性? 例如,对于心力衰竭患者,利尿剂呋塞米和布美他尼比噻嗪类药物更有效。然而,对于大多数其他种类的药物,很少有关于疗效比较的资料。因此,在选择范围广泛的特定人群中,进行合理的选择是困难的,例如,最近的英国国家处方集(British National Formulary, BNF)列出了 23 种不同的非甾体抗炎药和 27 种不同的联合口服避孕药。

ⅱ.比较危险性? 不能忘记,药物是医源性疾病的主要因素之一,医源性疾病是住院的常见原因,尤其是老年人。BNF 和数据概要表提供了关于预防措施、副作用和特殊风险群体的信息。例如,嗜睡是抗组胺药物一种公认的副作用,但对于阿司咪唑和特非那定这类新药来说,这似乎不是一个大问题(尽管它们也有其他副作用和相互作用)。

ⅲ.比较价格? 一般来说,通用制剂的成本比专利药低。BNF 为所有药物制剂提供相对的价格区间,作为比较的基础。有时,差异是惊人的;例如,苄氟噻嗪 B.P. 和它的一种专利药之间的价格相差 6 倍。虽然通用制剂有其他的优点和缺点,但总的来说,支持者比反对者要多(消费者协会,1987)。

b. 使用它们的禁忌是什么?

就预防措施和副作用而言,BNF 和数据概要表提供了关于禁忌证的信息。特别是抗生素,一个相对常见的禁忌证就是以前的过敏反应。在患者病历袋正面贴上红色警告贴纸,可在日后类似情况下开处方时有效地提醒医生。

c. 应该避免哪些相互作用？

相互作用的风险与处方药物的数量呈指数型增长。医生不可能考虑到所有可能的相互作用，尤其是使用不常用的处方制剂。BNF 有一个特殊附录，列出了可能具有重要临床意义的潜在有害的相互作用。一些制药公司提供了有用的药物相互作用卡片索引、挂图、光盘和"计算尺"。

d. 影响最佳剂量和疗程的因素有哪些？

这些包括用餐时间、体重、年龄、给药途径、药物的半衰期、肾或肝损害和药物相互作用。

4. 哪些因素可能影响患者的依从性？

用药不依从的比率从 8% 到 95% 不等，平均为 40%~50%（Ley, 1988）。在第 5 章和第 6 章进一步讨论了这些因素。

5. 如需进一步监管，要做出什么处理？

这与精神药物（尤其是安眠药和抗焦虑药）、止痛药和皮肤制剂特别相关，它们很容易成为不恰当的重复处方。有两种方法降低某种药物在默认情况下成为重复处方的可能性：第一，在初次就诊时确定用药时限（并告诉患者这一点）；第二，安排患者复诊。

如果对是否用药有疑问，请勿用药。

一旦决定开处方，医生的任务并未就此结束，还有义务向患者解释以下内容：

- 为什么开这个处方
- 服药的重要性
- 服用说明；服药时间、频率、持续多久、什么方式
- 药物的预期的作用和益处
- 任何可能的副作用，如果发生了该怎么办
- 注意事项及可能与其他药物、酒精等的相互作用
- 必要时，进行随访和变更处方

准确可靠的信息来源是至关重要的，使医生能够回答以上提出的许多问题，并跟上当前的治疗进展。*BNF*、《药物和治疗公报》（由消费者协会出版）、《药物资源中心（MeReC）公报》和《处方者杂志》都是很好的资源。此外，《柳叶刀》《英国医学杂志》《英国全科医学杂志》《新英格兰医学杂志》等知名期刊定期发表有关药物的文章和评论。在全国各地，药物信息中心网络对任何与药物有关的问题提供专家意见和建议。此外，处方定价局现在每季度通过处方分析和价格系统，向英格兰所有的全科医生定期规律地发送他们个人处方的详细信息（Harris 等，1990）。这旨在促进批判性的自我评估以及鼓励开

具合理且符合成本效益的处方。

最近一个日益增长的趋势是由全科医生团体编纂当地药物处方集,例如在英国(Grant 等, 1990)和新西兰(Toop, 1989)。除了它的教育效益,这种做法应该引导开出更一致、合理、安全和经济的处方(van Zwanenberg, 1986)。最近的一项研究表明,随着非甾体抗炎药使用标准的发展,诊所医生开出的处方药范围更窄,并且处方中更大比例的药物集中在最常用的 3 种药物上(Avery 等, 1997)。

转诊

虽然全科医生自己能处理大部分的患者,但他们可在适当的时候将患者转给其他个人或机构。这些包括:

- 具有特殊兴趣或专长的全科医生同行或合作伙伴。
- 初级保健团队的其他成员——社区护士、健康随访员、社会工作者、心理咨询师、营养师、足病医生。
- 救助机构,例如老年人关怀机构、匿名戒酒会、福利机构。
- 医院的专科医师——对于门诊患者或住院患者。

欧洲的一项初级向二级照顾机构转诊的研究(COMAC-HSR, 1992)发现,英国转诊率为每 1 000 名就诊患者中有 47.2 名转诊,其中 70% 是门诊患者,12% 是住院患者,8% 是私人诊所,5% 是急诊室,其余则是通过诊所或医院的专科医师上门出诊。

在不同的诊所和不同的医生之间,转诊率差异很大,所有就诊患者中从不到 1% 到超过 20% 不等(Wilkin 和 Smith, 1987)。考虑到随机变化和在一些研究中的少数数据,似乎可以有把握地假设全科医生转诊率的实际差异至少是 3~4 倍(Roland 和 Coulter, 1992)。这些转诊率的广泛差异不能根据执业规模、地点、就诊率、社会阶层或年龄 - 性别分布的差异、全科医生的年龄、资历或经验、诊所合作者的规模或获得诊断服务的机会来解释。更重要的因素可能是全科医生的性格(如容忍不确定性的能力),对疾病的态度和医院照顾的价值,以及与医院同行的关系(RCGP 和 BMA, 1979)。你应该知道你也会受到同样的影响。然而,在衡量全科医生转诊率方面存在许多问题,在解释转诊率之前,需要了解这些问题(Roland 和 Coulter, 1992)。

全科医生将患者转诊到医院的原因有很多,例如:

- 接受专科治疗,例如外科手术或透析。
- 就疑难问题的诊断和 / 或处理取得专家意见。医院专科医生正在履行他作为咨询师的角色——例如,全科医生向内科医生咨询一位中年商人患有非典型胸痛的意见,以便区分心血管或胃肠疾病方面的原因。这样的转诊可以使医生和患者都安心。

- 获得除医院外无法提供的某些诊断和治疗设备,例如结肠镜检查、超声心动图。
- 认同患者或家属的焦虑或压力———一般认为是"第二意见"——例如要求精神科医生确认你对抑郁症的诊断,并建议对一位患有多种躯体疾病的中年女性进行进一步的治疗,她只对抗抑郁药有部分反应,并且她的丈夫感觉"必须做些什么"。
- 加强对依从性差的患者的建议措施。有时,医院"专家"的权威性比独立的全科医生更有影响力。

　　多次入院或门诊就诊可能会让患者感到困惑,尤其是如果他们每次都看不同的医生。这会因以下事实而更加突出:重新到门诊就诊的个人往往是由于低年资的医院医生接诊,他们通常每 6 个月或更短的时间轮换一次医生。人们很容易对诊断、预后和治疗产生误解,由于许多人在就医时本来就会有焦虑的经历,这往往会加深这些误解。参与患者照顾的人员越多,就越有可能出现令人困惑和相互矛盾的建议。全科医生在这方面可以担当重要角色,作为参考观点、协调者以及信息和解释的来源。对于那些经常或不同程度接触医院服务的患者来说,全人医学和连续性照顾的理念特别重要。例如,患有骨关节病的糖尿病患者可能要去看内科医生、眼科医生、骨科医生和营养师。此时,全科医生的任务是确保各种广泛的专业知识能使患者充分获益,尽量减少相互矛盾的意见,成为患者的代言人,并确保患者理解为什么要进行转诊。对患者和任何个体的情况,全科医生也可以采取更长期的照顾视角,来适当地平衡生理、社会和心理因素,并考虑诊断和预后的问题——这是连续性照顾的本质。

检查

　　进行检查的原因有很多,一些是为了诊断,其他是为了治疗(House,1983):

- 根据病史和检查来确诊或做出更准确的诊断,如一位年轻女性出现体重减轻和甲状腺肿时,进行甲状腺功能检查。
- 排除一种不太可能的但重要且可治疗的疾病,如一位老年妇女伴有肩部肌肉疼痛和僵硬,可能患有风湿性多肌痛,需要进行血浆黏度检查。
- 监测药物的作用或副作用,如一位恶性贫血的女性开始注射维生素 B_{12} 时,监测血红蛋白和网织红细胞计数。

- 筛选无症状的患者,例如性生活活跃的妇女进行宫颈细胞学检查。
- 没有发现什么严重的问题,可以使焦虑的患者安心。如一位年轻女性出现模糊的疼痛,她的母亲因风湿性关节炎而跛足,有必要检测血浆黏度和类风湿因子。
- 让一个怀疑有病的患者相信自己有问题,从而必须改变生活方式,比如对酗酒者进行肝功能检测。

对患者进行检查与转诊的决策,都是基于临床的判断,受多种因素的影响——对病史和体格检查的临床发现(包括社会和心理因素)、医生的性格和态度、医患关系、医疗机构的因素,比如:诊断服务的可及性、白天或晚上开诊的时间等。这样的决策通常是相当平衡的。例如,一名 52 岁的男性,连续 2 天咳嗽伴有带鲜血的绿色脓痰。体格检查没有发现明显改变。最可能的诊断是急性支气管炎,但不太可能的、重要的诊断是排除支气管癌。是否拍胸部 X 片的决策不仅取决于医生估计的相对概率(根据吸烟史、过去的呼吸系统疾病史和对抗生素的反应),也取决于"更温和"的因素,如患者的焦虑程度(他的一个亲戚或朋友最近有可能被发现患肺癌了)。

与医院转诊一样,医生使用检查的率差别很大:每 1 000 次就诊中有 15 次到 265 次,平均为 115 次(Crombie 和 Fleming,1988)。然而,全科医生对实验室和技术设施的使用非常挑剔,主要要求通过简单、直接的检测,获得高比例的异常结果(Patterson 等,1974)。

如果医生在采集病史和检查患者后,对诊断仍然有相当大的怀疑,那么实验室检查可能会很有帮助。的确,Sandler(1979)在一项对医院门诊患者 630 人的研究中发现,在没有任何临床指征的情况下,常规血细胞计数、血沉、尿素氮和血清电解质以及尿液检查的价值极小,仅能得出所有诊断的 1%。他的结论是,进行任何辅助检查的理由,当然应该是回答具体的临床问题,并且只用于对诊断或处理有疑问时。一项类似的研究(Sandler,1984)对 555 名出现急性医疗问题的住院患者进行了紧急检测,结果显示只有 17% 的检测结果是异常的,其中只有三分之一的结果有助于治疗,不到三分之一的结果有助于诊断。两项研究都强调了不加区分的检查有巨大的成本,并强调良好的临床病史采集的重要性(见第 3 章)。据报道,"一项持续的干预政策,可以明确而持续地减少不适当的实验室检查要求,这些干预政策包括发布指南、用途明细表以及举办研讨会,但高年资接诊人员之间的积极态度是至关重要的"(Bareford 和 Hayling,1990)。在这项研究中,进行血液学检查的需求减少了 20% 以上,并且在随后的两年里也一直如此。此外,通过反馈减少了全科医生诊断性检查的数量,并不会导致向专科医生进行更多的转诊(Winkens 等, 1995)。

在全科诊所中进行 "常规" 检查,可能比其他机构更不合适,因为大多数患者患的是非威胁生命的、自限性的疾病。

科学方法包括批判性思维,而不是不加选择的检查(Fleming 和 Zilva, 1981)。Richard Asher(1954)列出了在要求进行检查之前,临床医生应该问自己的问题,虽然已经过去 40 多年了,但依旧值得我们关注:

- 我为什么要做这个检查?
- 我准备在结果中寻找什么?
- 如果我发现了异常,会影响我的诊断吗?
- 这将如何影响我对病情的处理?
- 这最终会使患者受益吗?

一般而言,只有在符合下列准则的情况下,才应进行检查:

- 最终的检查结果不能通过一种更便宜、侵入性更少的方法获得,例如更突出重点的病史采集或者利用时间。
- 检查的风险应与可获得信息的价值有关。
- 结果将直接有助于诊断或对后续管理产生影响。

观察(随访)

随访意味着在医生的鼓动下取得患者的同意进行连续性观察。这是全科医学的一部分,它可能是非常有效率的,因为可以更容易地、必要时频繁地预约患者。然而,责任通常在患者身上,他们要记住来看医生。对于许多疾病,安慰、解释和随访是管理中唯一必要的组成部分。

随访是全科医生角色的一个组成部分,包括他们在日常工作中遇到所有 3 种类型的发病情况。对于轻微的自限性疾病(占就诊的 52%),比如肠胃不适和上呼吸道感染,不需要正式的随访。然而,如果经过一段时间的治疗后没有明显改善或者病情有任何的显著变化,医生通常会建议患者复诊。这个简单的策略减少了对短暂性疾病患者的随访,但为那些症状可能预示着更严重疾病的患者提供了一个安全网。急性、严重、危及生命的疾病(占 15% 的接诊),如心肌梗死和癌症,通常需要住院治疗,但由于这些疾病的长期影响,几乎总是必须做出院后的随访。

对于占全科医生工作量 33% 的不可治愈的慢性疾病,随访至关重要。此时诊断已经明确,重点是照顾,而不是治愈。对高血压、糖尿病和癫痫这类疾病患者的规律监督和定期评估是良好的临床实践的基石:评估疗效、核实依从性,在早期和可治疗的阶段预估或识别可能出现的并发症(见第 7 章)。目前,一些患者来医院的门诊就诊多年,每次都看不同的低年资专科医生。这项花费昂贵的诊疗活动的价值是值得怀疑的,而且随着时间的推移,很可能更多的患者完全能由全科医生来照顾,因为全科医生更有能力提供连续性照顾。由于存在固有的益处,这种做法也鼓励发展良好的医患关系(见第 5 章)。

然而,过度的随访和过分的关心会适得其反,降低患者对自己健康的责任,损害他们的独立性。一名优秀的医生会尊重患者的自主权,同时在患者响应和预防性照顾之间取得良好的平衡。

预防

预防、保健和治疗都是预防性照顾的一部分,包括促进健康和预防疾病。与现存问题有关的预防建议,应成为你的管理计划的一部分,例如,为出现背痛的患者提供有关提取东西的建议。此外,全科诊所所处的环境和全科医生的角色为机会性的预防性照顾提供了独特的机会,即与主诉无关的预防性机会——例如:一名中年男性因肌肉骨骼损伤前来就诊,主动提出为他检查血压。这些行动可以改善人们的健康状况,为我们目前致命性和致残性的疾病提供一种解决办法(见第 7 章和第 8 章)。

要　点

可从以下类别考虑患者管理:

- **安慰和 / 或解释**
  必须是具体的,并与患者对问题的看法有关,作为一种管理技巧,它的成功取决于沟通和信任。

- **建议**
  必须根据单个患者的个性和情况进行调整。

- **处方**
  是否开药的决定必须考虑到患者的期望和自主性。处方的临床目的可以是治疗性的、策略性的或两者兼有。如果不确定是否要开药,就不要开。

- **转诊**
  无论何时进行转诊,全科医生都应作为患者的参考观点、协调者、信息来源及解释者的角色,将全人医学及连续性照顾的相关技能联系在一起。

- 检查

  检查应根据其成本效益和风险加以考虑,只有在检查结果直接有助于诊断或对后续管理产生影响时才应进行检查。

- 观察

  确保医生能够监控患者的临床进展,并采取任何适当的行动。

- 预防

  包括健康促进和疾病预防;这些在减少过早死亡和残疾的临床环境中越来越重要。

参 考 文 献

Asher, R. (1954). Straight and crooked thinking in medicine. *British Medical Journal*, 2, 460.

Avery, A. J., Walker, B., Heron, T. and Teasdale, S. (1997). Do prescribing formularies help GPs prescribe from a narrower range of drugs? A controlled trial of the introduction of prescribing formularies for NSAIDs. *British Journal of General Practice*, 47, 810.

BAC (1992). *Code of Ethics and Practice for Counsellors*. Rugby: British Association for Counselling.

Balint, M. (1986a). *The Doctor, His Patient and The Illness*, p. 228. Edinburgh: Churchill Livingstone.

Balint, M. (1986b). *The Doctor, His Patient and The Illness*, p. 116. Edinburgh: Churchill Livingstone.

Balint, M. (1986c). *The Doctor, His Patient and The Illness*, p. 249. Edinburgh: Churchill Livingstone.

Bareford, D. and Hayling, A. (1990). Inappropriate use of laboratory services: long term combined approach to modify request patterns. *British Medical Journal*, 301, 1305.

COMAC-HSR (1992). *The European Study of Referrals from Primary to Secondary Care*. London: Royal College of General Practitioners.

Consumers' Association (1987). For and against generic prescribing. *Drug and Therapeutic Bulletin*, 25, 93.

Crombie, D. L. and Fleming, D. M. (1988). *Practice Activity Analysis*. Occasional Paper 41. London: Royal College of General Practitioners.

Department of Health (1997a). *The New NHS. Modern. Dependable*. London: The Stationery Office.

Department of Health (1997b). *Statistics of Prescriptions Dispensed in the Community: England 1986 to 1996*. London: Department of Health.

Dunnell, K. and Cartwright A. (1972). *Medicine Takers, Prescribers and Hoarders*. London: Routledge and Kegan Paul.

Fleming P. R. and Zilva J. F. (1981). Work-loads in chemical pathology: too many tests? *Health Trends*, 13, 46.

Fraser, R. C. and Gosling, J. T. L. (1985). Information systems for general practitioners for quality assessment: III. Suggested new prescribing profile. *British Medical Journal*, 291, 1613.

Grant, G. B., Gregory, D. A. and van Zwanenberg, T. D. (1990). *A Basic Formulary for General Practice*, 2nd edn. Oxford: Oxford University Press.

Harris, C. M., Heywood, P. L. and Clayden, A. D. (1990). *The Analysis of Prescribing in General Practice. A Guide to Audit and Research*. London: HMSO.

House, W. (1983). What's in a test? *Update*, 27, 372.

Kaplan, S. H., Greenfield, S. and Ware, J. E. (1989). Assessing the effects of patient–physician interactions on the outcomes of chronic disease. *Medical Care*, 27, S110.

Kessel, N. (1979). Reassurance. *Lancet*, 1, 1128.

Ley, P. (1988). *Communicating with Patients. Improving Communication, Satisfaction and Compliance*, pp. 70–71. London: Croom Helm.

Little, P. and Williamson, I. (1996). Sore throat management in general practice. *Family Practice*, 13, 317.

McCron, R. and Budd, J. (1979). Communication and health education – a preliminary study. Unpublished document prepared for the Health Education Council, Chapter 8. University of Leicester Centre for Mass Communication Research.

Munro, E. A., Manthei, R. J. and Small, J. J. (1988). *Counselling: The Skills of Problem Solving*. Auckland: Longman Paul.

Patterson, H. R., Fraser, R. C. and Peacock, E. (1974). Diagnostic procedures and the general practitioner. *Journal of the Royal College of General Practitioners*, 24, 237.

Prescription Pricing Authority (1997). *Annual Report 1996–1997*. Newcastle upon Tyne: Prescription Pricing Authority.

Purves, I. and Kennedy, J. (1994). *The Quality of General Practice Repeat Prescribing*. Newcastle upon Tyne: Sowerby Unit for Primary Care Informatics.

Roland, M. and Coulter, A. (1992). *Hospital Referrals*. Oxford General Practice Series, no. 23. Oxford: Oxford University Press.

Royal College of General Practitioners and the British Medical Asociation (1979). *Trends in General Practice*, p. 91. London: British Medical Association.

Sackett, D. L., Richardson, W. S., Rosenberg, W. and Haynes, R. B. (1997). *Evidence-based Medicine. How to Practice and Teach EBM*, p. 2. Edinburgh: Churchill Livingstone.

Sandler, G. (1979). Costs of unnecessary tests. *British Medical Journal*, 2, 21.

Sandler, G. (1984). Do emergency tests help in the management of acute medical admissions? *British Medical Journal*, 289, 973.

Toop, L. (ed.) (1989). *General Practice Preferred Medicines List*. Christchurch: Canterbury Faculty, Royal New Zealand College of General Practitioners, Department of Community Health and General Practice, Christchurch School of Medicine.

van Zwanenberg, T. D. (1986). Prescribing in general practice. In *The Royal College of General Practitioners Members' Reference Book*, pp. 254–6. London: Royal College of General Practitioners.

Wilkin, D. and Smith, A. (1987). Explaining variations in general practitioner referrals to hospital. *Family Practice*, 4, 160.

Winkens, R. A. G., Grol, R. P. T .M., Beusmans G. H. M .I. et al., (1995). Does a reduction in general practitioners' use of diagnostic tests lead to more hospital referrals? *British Journal of General Practice*, 45, 289.

Wright, J. J., MacAdam, D. B. (1979). Clinical thinking and practice: diagnosis and decision in patient care. Edinburgh:Churchill Livingstone, pp 146–153.

第 5 章

医患关系

Pauline A. McAvoy

人类历史上,最特殊的社会契约是医患关系(Federman,1990)。

在本章中将描述这种关系好的和不好的特点和结果。这样做是希望证明:无论是在医院还是在全科诊所中,医患关系既不是一种奢侈品,也不是一种可选择的附加物品,而是临床方法及其实践的一个组成部分。

它关于什么?

医患关系是一个具有大量研究文献的主题,这些文献从心理动力学、行为学和社会学的角度提供了见解。最好的情况下,医患关系应该是一种信任、相互尊重和具有同理心的关系。同理心是指把自己想象成处于某个人的环境中,并理解这样做会引起的感受。一段良好的关系需要时间来培育,它不仅仅是普通的礼貌和关心,它是社交技巧而不只是专业技能。作为医学生,你们会经常观察到这样一种关系,但很少有人已经亲身体验到它的方方面面。

Brown 和 Pedder(1979)将这种特殊的关系描述为 3 个要素——治疗或工作联盟、移情和反移情。

治疗联盟是指任何事务成功处理所必需的良好工作关系。它的特点是友好、礼貌和可靠。在医学上,这被描述为一种与患者建立的良好和睦的关系。每个学生在能力范围内达到这种层次的关系是非常好的,在你参与的每一次接诊中,应该把它作为目标来做。

移情是一种很容易归属于精神疗法的现象,但一般来说,当我们根据过去的模式对一种新的情感关系做出反应时,这种现象就会发生。我们所有人都有一种倾向,把从过去类似的经历中获得的态度和印象带入到现在;因此,在患者的印象中,医生可能被看作是一个控制欲太强的家长或一个理想化的儿子。

Eric Berne(1973)描述了我们在相互交往中能够采取——父母、孩子和成

年人——这 3 种立场中的某一个。在这种人类行为模式中,我们每个人都能
扮演这 3 个角色,并根据人与人之间的状态以及与我们交往的这个人进行角
色转换。

这方面有一个例子,一位胖乎乎的中年女士腼腆地笑着说:"医生,你会
生我的气,这个星期我的体重一磅也没减下来。我一直很不听话。"在这里就
像,邀请医生像父母一样责备孩子。当然,医生能以惩戒来回应她,或者更有
效的方法,可能是选择转到成人的角色来交流,与患者讨论为什么她发现控制
体重如此困难。

对疾病的担忧,可能会促使患者回归到儿童般的功能水平,并且把医生当
作家长或者权威人物。当然,这种行为可能是合理的,例如在危及生命的急性
疾病中,但这种行为在急性期结束后通常会消退。当这种行为持续存在时,随
后我们将研究对医患关系的影响。

Brown 和 Pedder 在医患关系中描述的第三个要素是反移情。这是指医生
对他们的患者的情感。在与抑郁症患者交谈时,大多数医生都能体会到自己
内心深处可能产生的一种深刻的抑郁情绪,但对生气、悲伤、内疚、怜悯和愤怒
会产生什么呢? 有时,学生和医生觉得,有这样的感觉并表现出来是错误的。
他们认为,曾经经常被教导,他们应该能够以某种方式超越他们。例如,一位
高年级的医学生,厌倦了对"又一位腹泻患者"写病历,他在等待"更有趣的
事情"的时候,把下一份住院单交给了他的同学。这里有一位原来患有头痛
的 4 岁儿童,后来发现他患有恶性脑瘤。这名学生发现自己完全无法与这位
痛苦的母亲讨论诊断结果,担心自己会哭。后来,他描述了自己的情感不恰
当,以及他对培训系统的愤怒,这个系统教会他关于"有趣"的案例,但没有教
他如何处理自己或患者及其家属的情绪。

识别患者使我们所产生的情感,与脉率加快或杵状指一样,可能是一个重
要的诊断标志。Browne 和 Freeling(1976)指出正在检查的医生通过患者的态
度和举止作为"第六感"来唤起情感体验。因此,医生应该了解他们自己的感
受,并能够改变他们的表达——为了了解别人,就必须了解自己:

> 如果对情感的感知被抑制,那么不仅会丢失重要的信息,而且可
> 能会采取错误的行动。如果情感没有被识别,信息没有被正确地使
> 用或表达出来,然后导致他们可能会有错误的表现。

识别并谈论情感是成年人的一种反应。不假思索地按照它们行事,是儿
童的一种反应。例如,对一位婚姻破裂伴有焦虑症状的中年男性进行治疗时,
由于患者不愿正视自己的行为并核实可能的解决方案,这位医生发现自己变

得越来越烦躁。在正要结束这次接诊时,她意识到自己有了这些情绪,便对此发表了意见。这使得患者能够在第一时间,探究他与女性的关系以及他的行为的本质,而这常常导致他被拒绝去这么做。

精神病学家和临床教师 Michael Balint 的工作极大地增进了我们理解全科诊所的环境中医患关系的复杂性。在 20 世纪 50 年代,与一个全科医生团体进行的一系列研究中,他描述了几个重要的概念,这些概念仍然一直适用于临床实践(Balint,1986)。

首先,他认为医生和患者之间的持续关系及其所有共同的经历对双方都有好处:

> 它不是爱,不是相互尊重,不是相互认同,也不是友谊,尽管所有这些因素包含在其中。由于没有更好的术语,我们称它为"一个共同投资公司"。我们的意思是全科医生逐渐获得了他的患者有价值的投资,反之亦然,患者获得了由全科医生赐予的非常有价值的资本。

虽然医生多年来对患者有了很多了解,但是患者也希望他们能从医生那里了解很多并获得哪种帮助。Balint 将这种患者期望的调节作用称为医生的"信徒功能",这给我们带来了另一个关键概念,即作为药物的"医生"。他建议,在管理他们"自己"时,医生应该意识到自己的药理学——无论是作为权威的监护人、科学家、保护性的父母还是平等合作的顾问。

医患关系变化的特征

理解医患关系的社会学方法涉及权力、权威和制约。就像母亲、丈夫和老师等其他角色一样,医生和患者的角色与权利和义务组成的某种期望有关。

有人认为,医学诊疗是在医生和患者之间权力斗争的背景下进行的,而信息的控制是这种冲突的一部分。持此观点的人士认为:

> 专业人士唯恐失去自己拥有的诊断和预测疾病的特权,把它牢牢地掌握在自己手中。但是他不想让其他任何人给患者提供信息,他自己也不愿意这样做(Friedson,1970)。

Illich(1976)和 Kennedy(1981)等批评人士指责医疗行业密谋策划压制患者以及利用公众利益。但是,Tuckett 等(1985)的研究观察和分析了 1 000

多个全科诊所的接诊案例,挑战了下述观点,在诊室争夺控制权的现象就像某些人所建议的那么"火热":"无论是情感困境、社会冲突或能力分歧,一些人试图分享信息给他人,这可能是常规的做法。"因此,有证据支持这样的观点,即现在有些医生正在追求实现患者知情和自主的目标(见第 2 章)。

我们的社会正在发生一些变化,这些变化应有助于实现这一目标:

- 通过媒体和互联网,公众更容易获得有关健康方面的信息。
- 人们越来越强调个人对健康的责任,以健康促进活动为特征。
- 卫生经济学正在鼓励以更加市场化的方式来提供保健。目前正在征求消费者的意见,例如通过患者参与小组(已在若干全科诊所中设立)、对患者和用户体验的全国调查等方式(英国卫生部,1997)。
- 现在,医生作为健康教育者的角色被广泛接受(见第 7 章和第 8 章)。
- 全科医学委员会(1993)强调需要医生成为有效的沟通者,医学院和研究机构也越来越认可这一点。事实上,沟通技能培训现在几乎是所有医学院医学本科课程的一个组成部分(见第 6 章)。

这些变化应鼓励医患关系发展为一种照顾中的伙伴关系,前提是我们作为医生,要维持信任、相互尊重和有同理心的基本要素。

我们认为,接诊是一个人与另一个人之间的一次会面,医生通过他的培训和专长,获得了稀缺的、专业的知识;而患者通过自己生病的经历,沉浸于他的文化和过去的讨论中,对他正在发生的事情有一系列想法。双方都根据自己的推理和背景知识形成了认知模型,认为什么是错误的事情、应该做什么事情、问题的后果是什么和它的处理方法等(Tuckett 等,1985)。

医患关系的实际应用

然而,医患关系不仅仅是一个学术概念,它对医生和患者都有具体的和极其实际的影响。这是一种早已被认识到的现实关系,如下面的描述所示。

> 不能过分强调医患之间亲密的个人关系的重要性,因为在大多数情况下,诊断和治疗都直接依赖于它,年轻医生无法建立这种关系大部分是由于对患者的无效诊疗(Peabody,1927)。

接诊隐私的含义是医患之间事务处理的私密性。通过你自己的经验,你会意识到隐私是全科医学框架的一个重要组成部分,也是它区别于以医院为基础的医疗的一个特点。现在你可能希望回顾一下初级保健的其他独特特点,这些特点培育了医患关系。这些在第 1 章中进行了详细讨论。

- 医生的可及性。
- 患者的自主权。
- 个体化、综合性和连续性照顾。

当然,医生也有一些特质能培养良好的关系。这些包括同理心、同情心和真诚。同理心在之前已经被描述为一种能力,把自己想象成处于别人的位置,并体验到这样做会引起的情感。同情心包括识别他人的情感,并一致认为这些情感是适当的。与此同时,医生必须在必要的时候能够表现出来有足够的超然态度,去说服患者做出符合自身最大利益的决定,但可能不是患者原本的选择;例如,医院转诊或住院。另一个重要的特点是真诚。如果医生和患者都觉得他们之间的沟通是真诚的、坦率的和直接的,很可能会发展为他们之间的相互信任。

那么,这种独特的关系如何影响对患者的照顾呢? 有 3 个需要考虑的主要方面——诊断、全人医疗和依从性。

诊断

在第 3 章讨论临床推理的过程中,强调了现有"线索"的重要性。这意味着医生对患者的事先了解,可能包括他们对疾病的态度、性格、家庭背景和既往用药史——这是 Balint 的共同投资公司"兴趣"的一部分。

良好的医患关系也会鼓励患者更容易地向医生吐露心声。这将极大地促进诊断进程,正如下述例子所示。

病史

例如,Brown 是一名 45 岁的工厂工人,在他通常就诊的医生下班后,找诊所的另一位医生看病。他主诉是胸痛,经进一步询问,否认胸痛与锻炼或压力有任何关系。医生不确定疼痛的性质,安排了一次运动心电图检查,并要求 Brown 预约下一次就诊。

第二天,Brown 来就诊,这次是由他过去的主治医生来接诊。他也怀疑这种疼痛,但他认识这个患者已经很多年了,知道他在压力下经常会出现躯体症状。他们之间形成的良好关系使医生能够利用这些信息,并促进了他们之间的交流。Brown 平常是一个缺乏自信的人,只能向他信任的医生吐露心事,并与他的领班讨论他在工作中遇到的困难——但他拒绝把信息传递给新的接诊医生。

检查结果是运动心电图正常,Brown 得到了适当的安慰和建议。随着时间的推移,工作情况得到改善,胸痛症状随之缓解。

全人医疗

我们应该如何命名这样一种疾病? 它出现在一位男性身上,他始终体弱多病,却一直努力工作来养活寡居的母亲,他觉得自己不能负担结婚,把自己埋藏在复杂工作细节中,后来发展成麻痹性头痛,这便造成在办公室里浪费时间,进而非常担心扣除工资,以至于他失眠并在每顿饭后开始呕吐(Menninger, 1956)。

临床病史的内容几乎总是多于对疾病症状的描述。良好的医患关系的存在将提高医生对社会、心理和生理因素相互作用和相对重要性的认识。这使得治疗疾病和调整管理方案之间的困境取得最佳的平衡,以适应单个患者的具体情况,比如下面的示例。

病史

Mary 主因头痛和疲劳找医生就诊。她的丈夫 George 于 3 年前去世,留给她的是两个十几岁的儿子并有相当大的经济困难。她经常因为一些小毛病去诊室就诊。由于没有发现器质性疾病的迹象,医生鼓励她交谈,她说:"几周前发生了一起事件,涉及其中一个儿子和警察……",这证实了她最害怕的是成为一个不称职的家长,会让乔治失望。

为了回应 Menninger,我们应该把这种疾病叫作什么?

依从性

众所周知,许多患者忽视了医生的建议。各种研究表明,平均有 50% 的患者没有接受他们的处方治疗或拒绝医生关于改变生活方式的建议(Sackett, 1976; Reynolds, 1978; Ley, 1979)。当然,不能执行治疗或随访的建议可能是由于人类的特点,如健忘和拖延,但这些研究表明,不遵守更可能是由于医生提供的信息不足或具有误导性。提供准确的信息不仅让患者知道该做什么,而且激励他们按照医生的建议去做也很重要。这适用于涉及改变行为、健康教育或服用药物等方面的建议。以一位中年商人为例,他有医疗保险找医生就诊。医生建议他戒烟、多运动并减肥。医生还提到,他的血压相当高,如果接下来再测量两次,读数仍然如此,他就必须考虑治疗。一个感觉良好的人怎么能相信他应该改变自己的生活方式,并服用可能产生令人痛苦的副作用的药物,以预防将来某个时候可能发生或不发生的事件呢? 当然,如果治疗是双方共同计划或者协商的,分享信息是必要的,以帮助患者保留他的自主权,并做出他认为与他有关的治疗选择。最近来自英国皇家制药学会一个工作组的报告(1997)提出了一个词:"一致性",而不是"依从性",以反映医生和患者之间的协商一致——患者被认为是自己治疗或照顾的决策制定者。然而,他们指出,"一致性的代价是医生对诊断、治疗和解释的质量,以及患者对自己选择的后果负有更大的责任"(见第 8 章)。

越来越多的证据表明,医患互动的特定方面与有效改善健康的结果有关。虽然在之前的第 2 章已经提到,但是这种证据是值得加强的。Inui 和他的同事(1976)显著改善了一组患者的血压升高,这些患者的医生作为健康教育者接受了额外的培训。帮助患者学习和了解他们的病情可以使他们具有更好的依从性。此外,Kaplan 及其同事(1989)对糖尿病、高血压和消化性溃疡患者进行的一系列研究表明,如果患者的自我控制越好、患者寻求和医生提供的信息越多,随访时的健康状况就越好。这是通过对功能能力评估和生理功能测定获得的客观证明。

最后,研究表明,提高依从性的一个主要因素是存在相互信任、尊重和有效沟通的医患关系(Pendleton 等,1984)。

为什么有些医患关系会出问题?

> 所有幸福的家庭都相似,而每个不幸的家庭各有各的不幸(from Anna Karenina, by Tolstoy)。

然而,医患之间的互动并不总是会带来令人满意的关系。正如引文所述,对于每种关系,问题各不相同,而且有其特殊性。但是,也有一些领域会反复出现困难,认识到这一点可能会避免医患关系变得不正常。

假想

医患关系不能与其他社会影响分开来考虑,而是整个经历连续统一的一个部分。医生和患者对就诊都有自己的一套态度、信仰、偏见和期望。这些都会受到社会阶层、年龄、种族起源、社会和教育背景以及既往经历等因素的影响。Browne 和 Freeling(1976)将其称为"我们假想的世界"。

医生与患者的世界观可能是非常不同的,当医生没有认识到他们自己的假设或试图理解患者的假想时,可能会出现困难。如果医生和患者对问题的性质不从相同的前提出发,对可能的解决办法不能达成一致意见,那么接诊的治疗结果可能永远不会达到它可能的效果。

例如，Smith 小姐，24 岁，来到诊室就诊，主诉是头痛和疲劳。医生在体检时未发现异常，并且告诉了她，问她在工作或家庭中是否有压力。她极力否认，说："医生，我不是在臆想，不仅仅是紧张！"她没有得到安慰，医生感到有压力，不得不进行一些检查。检查结果很正常，但 Smith 小姐仍然不满意，并要求转诊看神经科医生。

显然，这里对治疗什么没有达成一致。患者对精神疾病性质的假设没有让医生去深究，对她的症状也没有给她做出令人满意的解释。

思考下面的例子：Wiseman 夫人是一位 65 岁的仪容整洁的女士，由于臀部和膝盖疼痛，她去看了医生。医生解释说，她可能患有一定程度的骨关节炎，这是正常衰老过程的一部分。医生给她开了一个疗程的抗炎药，并要求一个月后复诊。Wiseman 夫人没有再次就诊；她已经去看了另一位医生，抱怨说："某某医生说这都是因为我的年龄造成的。"

医生对这位 65 岁女士的能力和生活方式的假想与这位患者自身的假设不匹配，她仍然非常活跃，每周打两次高尔夫球，并且是当地妇女协会的主席。她对暗示她是"老年人"而生气。

分离

在某种程度上，与个人或家人建立亲密的关系，而不涉及他们的疾病问题是很难的。然而，一定程度的疏离对于适当的诊断和处理是必要的。必须找到一种平衡，这样医生才能既关心患者又有效。当然，照顾他人的职业选择，可以满足照顾者的个人需要。虽然这种互惠的情况没有本质上的错误，但我们需要意识到它，这样我们才能认识到过度承诺的危险。William May（1975）在《论分离》中论述道：

> 它不会假装是三位一体中的第二个人，准备好同情每一位患者遭受的痛苦……保持情感上的自由是很重要的，这样当（一个人的）服务不再相关时，还能找回自我。

在照顾慢病患者或濒死患者时，尤其需要这种一定程度的分离，因为同这些患者和他们家人的接触可能很频繁，还有情感上的需求。

焦虑

与患者过于亲密的关系可能在解决问题的过程中会增加焦虑，影响判断力。医生可能觉得无法忍受不确定性或利用时间作为诊断工具,反而可能会推动实施不恰当的转诊或检查。

例如,一位医生私人朋友的妻子找他就诊,症状是不明确的头痛。病史和检查都没有发现根本原因。然而,医生担心自己"可能会遗漏什么",并考虑到这可能对他的友谊产生影响,把她转诊给了一位神经科医生。神经科医生确认没有颅内病变,考虑鼻窦炎。他又把患者转到耳鼻喉科医生那里,并不确信患有鼻窦炎,但也觉得有必要做进一步的检查。检查结果证实是阴性的,幸运地结束了 Mold 和 Stein(1986)所描述的临床照顾中的"级联"效应,一个看似简单无害的临床特征引发了一系列不可阻挡的事件,导致提供越来越多的不适当的医疗照顾。

难缠的患者

由于全科医生容易接触到,并且有提供连续性和综合性照顾的契约责任,他们必须处理那些无法诊断的患者、不遵从治疗方案或没有好转的患者——所谓"令人感到心沉的患者"(O'Dowd,1988)。

众所周知,全科医生大部分的时间花在一小部分患者身上。当然,其中大多数人患有慢性病或身患绝症,但也有一些人要求很高,因为这种关系满足了一些无法用语言表达的需求。Grol(1990)在写这个主题时使用了"躯体固定"这个词。他指的现象是:

> 当人们在不必要的过度依赖他人,尤其是卫生专业人员时,或者在对疾病、抱怨或健康问题的反应持续不足的过程中,导致他们陷入医疗困境时所发生的现象。对健康问题不能充分处理和应对,可能指的是患者自己、他所处环境的其他人或卫生保健专业人员。

医生经常感到沮丧或被这些患者操纵,但正如 Grol 所指出的,他们自己可能也会促进这种行为的形成。下面的问题说明了这是如何发生的。

频繁就诊者

这些熟悉的名字反复出现在医生的预约本上,可能会让医生的心中充满恐惧:那些人是没有有效药物的人,或者治愈了一种疾病后,又迅速发展成另一种疾病的人。即使是最敏锐的医生也不太可能理解此类患者的潜在需求。医生可能不得不接受一定频次的接诊,这是必要的,而干预应该是最低限度的。在管理这类患者时,签订一份"合同"通常是有帮助的,在合同中,医生和患者对就诊的频率和条件达成一致。

例如,Agnes 是诊室的常客,出现多种不同的症状。有时医生会尝试在临床表现之外进行检查,或者在药物治疗上做出一些小小的改变。Agnes 总是在两天后回来,脸上带着微笑,说这种药不管用,或者她对它很敏感。如果医生试图把她送走没有复诊预约,她会在本周内因为其他问题来就诊。现在达成了一个协议,Agnes 预约每 4 周来就诊一次,在复诊期间她的医生会倾听她的问题和了解情况,但很少尝试任何积极的管理。医生和患者都知道自己的立场。Agnes 继续以她自己的方式行使职责,医生也不再认为她治疗失败。

依赖性

在基本医疗中医患关系的长期性,使这成为全科医生的一个特别的问题。在许多情况下,这种依赖可能是暂时的,目标应该是鼓励患者走向独立,尽管这可能并不是总能实现。然而,医生看患者次数过多、或者安排不必要的随访和家访,都可能造成或助长依赖。这样,医生就可以满足个人的需要,相信自己是不可或缺的。当这种情况发生时,患者有失去个人自主性的危险。正如按照 Campbell(1984)所述:

> 当我们的需求被识别,当提供的帮助没有压迫我们,而是温和地恢复我们的力量,以一定速度让我们感觉到部分运动在恢复时,我们会感受到被照顾。相反,一种强加于我们身上的关心,迫使我们遵从别人对我们所需事物的看法,只会使我们感到更加无助和脆弱。

总结

Montagu(1963)在关于临床医学实践的著作中写道:

> 临床医学本身既不应被视为一门艺术,也不应被视为一门科学,而应被视为一个医生和一个患者两个人之间的一种特殊关系。

与所有其他关系一样,医患关系也以自己的速度发展成熟。一个患者可能迅速发展成亲密和信任的关系,而另一个患者可能需要数年的时间。对于每一种关系,医生和患者都带有各自的特点、期望、偏见和假想。正是这两个常常截然不同的世界观的人相遇,可能决定了这种关系的性质。这需要医生愿意部分接受患者的自主权,并准备共同探讨任何希望和恐惧,以便他们能够就如何最好地处理健康问题达成相互理解。Tuckett 等(1985)在写关于共同理解这一主题的文章中,把接诊称为"专家之间的一场会议"。

为了使这种关系在临床照顾方面成功而有效,医生还需要了解人类的行为,以便更好地了解患者和他们自己。他们必须能够有效而敏锐地沟通,这样患者才能在适当的情况下,讨论情感、个人或家庭问题;然而,他们必须保持足够的独立性,才能有效地充当顾问。

没有任何接诊是孤立存在的,但它是连续的共同经历的一部分,假以时日,医生和患者都会从中获取"利益"。这种利益的大小,直接关系到医患之间建立和维持良好关系的程度。

要　点

- 医患关系是临床方法一个重要的、完整的组成部分。
- 全科医学独有的特征——个体化、综合性和连续性照顾——促进形成良好的医患关系。
- 医生的特征包括同理心、同情心和真诚,会促进良好关系的发展。
- 为了使这种关系成功而有效,医生需要理解人类的行为,意识到自己的感受以及如何利用它们。他们还必须能够与患者及其亲属进行有效和敏感的沟通。
- 良好的医患关系有助于全人医学的实践。
- 良好的医患关系是影响治疗和建议依从性的一个主要因素,可以显著改善患者的健康状况。
- 过于亲密的关系可能会增加医生的焦虑,鼓励患者依赖医生,或阻止医生保持一定程度的适当的情感抽离,从而对临床过程产生不利影响。

参 考 文 献

Balint, M. (1986). *The Doctor, His Patient and The Illness*, 3rd edn. Edinburgh: Churchill Livingstone.

Berne, E. (1973). *Games People Play*. London: Penguin.

Brown, D. and Pedder, J. (1979). *Introduction to Psychotherapy*, pp. 58–66. London: Tavistock Publications.

Browne, K. and Freeling, P. (1976). *The Doctor–Patient Relationship*, 2nd edn, pp. 14–19, 58–64. Edinburgh: Churchill Livingstone.

Campbell, A. V. (1984). *Moderated Love. A Theology of Professional Care*, pp. 107–8. London: SPCK.

Department of Health for England (1997). *The New NHS*. London: The Stationery Office Ltd.

Federman, D. D. (1990). The education of medical students: sounds, alarums and excursions. *Academic Medicine*, 65(4), 221–6.

Friedson, E. (1970). *Professional Dominance*. Chicago: Atherton Press.

General Medical Council (1993). *Tomorrow's Doctors. Recommendations on Undergraduate Medical Education*. London: General Medical Council.

Grol, R. (1990). *To Heal or to Harm. The Prevention of Somatic Fixation in General Practice*. London: Royal College of General Practitioners.

Illich, I. (1976). *Limits to Medicine. Medical Nemesis: The Expropriation of Health*. London: Maryon Boyards.

Inui, T. S., Yourtree, F. L. and Williamson, I. W. (1976). Improved outcomes in hypertension after physician tutorials. A controlled trial. *Annals of Internal Medicine*, 84, 646.

Kaplan, S. H., Greenfield, S. and Ware I. F. (1989). Assessing the effects of patient–physician interactions on the outcomes of chronic disease. *Medical Care*, 27, Silo.

Kennedy, I. (1981). *The Unmasking of Medicine*. London: George Allen and Unwin.

Ley, P. (1979). Memory for medical information. *British Journal of the Society of Clinical Psychology*, 18, 245.

May, W. F. (1975). Code, covenant, contract or philanthropy. *The Hastings Center Report*, 5, 30.

Menninger, W. C. (1956). Psychiatry and the practice of medicine. *Mississippi Valley Medical Journal*.

Mold, J. W. and Stein H. F. (1986). The cascade effect in the clinical care of patients. *New England Medical Journal*, 314, 512–14.

Montagu, A. (1963). Anthropology and medical education. *Journal of the American Medical Association*, 183, 577.

O'Dowd, T. C. (1988). Five years of heartsink patients in general practice. *British Medical Journal*, 297, 528.

Peabody, F. (1927). The care of the patient. *Journal of the American Medical Association*, 88, 877.

Pendleton, D., Tate, P., Havelock, P. and Schofield T. (1984). *The Consultation: An Approach to Learning and Teaching*. Oxford: Oxford University Press.

Reynolds, M. (1978). No news is bad news: patients' views about communication in hospital. *British Medical Journal*, 1, 1973.

Royal Pharmaceutical Society of Great Britain (1997). *From Compliance to Concordance: Towards Shared Goals in Medicine Taking*. London: RPS.

Sackett, D. L. (1976). Introduction. In *Compliance with Therapeutic Regimens* (D. L. Sackett and R. B. Haynes, eds.). Baltimore: Johns Hopkins University Press.

Tuckett, D., Boulton, M., Olsen, C. and Williams, A. (1985). *Meetings Between Experts*. London: Tavistock Publications.

第6章

医患沟通

M. Elan Preston-Whyte

  ……医患沟通的问题是非常普遍的,并对患者管理产生负面影响。已经反复表明,改善这些问题所需要的临床技能是可以教授的,改善这些问题对医学实践的后续好处已被证实……而且持久(Simpson 等,1991)。

  本章将探讨如果医生要进行有效实践,他们为什么必须是良好的沟通者。它还将强调医生需要掌握的技能,以便完成接诊的那些任务,特别是涉及医患沟通的任务。这些已在第2章明确描述过。

  本章所引用的引文作为例子来说明本文中的观点。这些资料主要有两个来源:莱斯特大学社区卫生系的一位社会学家(K. Dodd,1980)对全科诊所的患者进行录音记录未发表的摘录,以及莱斯特大学二年级医学生(N. Russell,1984)所写文章。虽然女性患者确实比男性更频繁地就诊,这纯粹是偶然,大部分的引文都来自女性患者。这些意见表达来自社会各个阶层,年龄跨度为21岁到83岁。

为什么医生必须是良好的沟通者?

  理解疾病的诊断以及对患者生活和经历的影响,显然取决于医生创造的条件,在这种条件下,患者可以准确地传递信息,医生也可以准确地接收到信息。医生可以通过使用特定的语言和非语言行为来做到这一点,使患者能够自由的交谈;同样,通过正确解释患者发出的信号,并将能被接受和理解的信息转回给患者。这为病史采集过程奠定了基础,成为接诊的关键要素(见第3章),尽管在体格检查时也运用了沟通技巧。

  良好的沟通也有助于建立医患关系,这对就诊结果有重要的、有益的影响。患者认为他们被允许告诉医生关于他们的感受以及健康的问题,医生用患者能理解的语言解释问题,并且他们得到简单和适当的建议,对比不用这种

处理方式,更可能使患者遵守这种建议(McWhinney,1989)。一位 83 岁的寡妇这样评价她的医生:

> 他非常专注——嗯,他和我在一起。他会坐下来倾听,然后说:"好,来吧,告诉我你所有的问题。"他坐在那里,你会把你所有的烦恼都倾诉出来,他会像父亲一样倾听。因此我爱他,因为我对自己说,他真的对我的问题很感兴趣。

然而,思考一位印刷工人 30 岁的妻子的评论:

> 你可以用很短的时间计算我和他在一起的时间,因为他拿着你的医疗卡,当你走进去的时候,你的名字已经在处方上了……他已经签名了。他会在你们交谈的时候把它写出来。

由于个人之间的沟通本来就是日常生活的一部分,医学教师和学生常常认为,与患者沟通所需要的所有技能都是对社交环境中所需相同技能的直观应用(Royston,1997)。然而,并不是所有的人都具有相同水平的技能,他们也未必能使用它们达到同样的效果。不过他们可以用与许多传统医疗技能相同的方式来学习或培养,如腰椎穿刺操作或测量血压(Fallowfield,1996;Roter 等,1990,1998)。

Maguire 和 Rutter(1976)的研究表明,用传统的学徒制的方法培训医学生采集病史,往往不能教会他们足够的问诊技巧,使他们能够对患者的问题获得全面而准确的描述。但是他们也表明医学生可以掌握这些技能,尤其是通过反馈式培训之后。此外,在 5 年后的随访中,这些以前的学生与没有接受过此类培训的同龄人相比,在准确诊断的技能方面表现得更好。

在现实生活中,医生很难收到关于他们行为的批评反馈,因为不满意的患者通常不会告诉医生他们有这种感觉。他们更经常地通过不复诊来表明这一点,医生可能一直完全不知道他们不就诊的原因,从而消除了一种促进自我提升的机会。

接诊所需的沟通技巧

接诊包括两个互不相同的部分:**问诊**,医生试图发现患者为什么来寻求帮助,以及**解释**,医生告诉患者任何结果(包括诊断),并与患者讨论必要的治疗和建议。Brown(1978)从医患沟通的角度,提出了如下的接诊关键技能:

- 提问
- 倾听
- 回应
- 解释

接诊的两个部分所需的技能在许多方面是不同的。在问诊中，提问、倾听和回应的技巧尤为重要，而解释应该是一项少用的技巧。然而，在到达解释的阶段时，解释是最重要的技能，还有协商和协作技能（也参见第 4 章）。

问诊

开放式提问

患者常常对看医生感到焦虑。下面这段话生动地说明了坐在那里等着叫号时一个患者有何感受：

我想当你去看医生的时候，嗯，我去了……你去就诊然后会思考，尤其是当你感觉不舒服的时候，你不知道如何向医生解释出现了什么问题。你坐在候诊室里，脑子里想着所有这些事情；我该从哪里开始讲起？我该首先说些什么？我该如何解释自己的感觉？……我心里很恐慌……（Tuckett 等，1985）。

患者的焦虑可以通过多种方式得到缓解，接诊时开放式提问是让患者放松的关键。Korsch 和 Negrete（1972）发现医生的友好程度与患者对就诊满意度有很好的相关性。医生能用不同的方式与患者沟通，例如问候患者的姓名，起身迎接他们，与他们握手，表示他们可以坐在那里，并进行一些初步的非正式交谈。这些都是语言和非语言的行为，将有助于减少或消除大多数患者在就诊早期经历的自然的焦虑。

一位货车司机 34 岁的妻子称赞她的医生，因为：

当你走进来的时候，他脸上总是挂着微笑。你一坐下，他就会让你放松下来。

相比之下，一位屋顶瓦片工人 22 岁的妻子评价她就诊的经历：

当你已经坐在他的办公桌前，通常他正在写东西，你只是坐在那里，一直等待他抬起头来……

在全科诊所中，已经确定了其他因素会影响患者对医生的满意度：患者在一段时间内有机会找同一个医生就诊时评价很高,即他们重视个体化和连续性的照顾。其他特征,如医生的性别和年龄似乎对满意度的影响较小(Baker,1996),尽管患者可能更愿意就诊于同性别的医生,以解决可能尴尬的问题(Preston-Whyte 等,1983)。

接诊环境可以强烈地影响将要发生的沟通类型,并且在很大程度上由医生掌控。这包括医生的外貌(即着装和仪表)以及医生和患者的座位安排(见图 6.1)。肩并肩的姿势被认为有助于合作,面对面的姿势被认为是对抗的,而 90 度角的坐姿则与友好的交谈有关(Argyle,1983)。

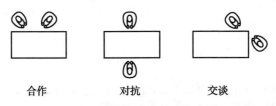

合作　　　　　对抗　　　　　交谈

图 6.1　医生和患者的座位安排

医生可能会操纵他们自己和患者的相对方位,使患者无法选择可以坐在哪里。在可以选择的时候,患者进行选择的动作可能会反映出他们的很多个性——那些害羞的人通常会选择坐得远一点,以保护他们的私人空间。

病史采集

迎接患者坐下后,医生表示患者可以开始讲述问题。医生可能会模棱两可地这么说"那么,现在怎么样?"或者,更具体地说,"我能为你做些什么?"——任何开放式的提问都可以给患者机会选择回应的方式。问诊第一部分的目的是鼓励和使患者尽可能用自己的话完整地讲述他们的故事。

医生的外表,即着装(正式或休闲的)和仪表(整洁、肮脏或散乱的),会造成患者对医生角色的期望满意或不满意。所采取的姿势会对交谈产生很大的影响;身体前倾、面对患者、亲近、触碰和凝视都是亲密和喜欢的信号。一种温暖和同理心的氛围是鼓励——当患者痛苦时,触碰患者有时可以适当地传达关心。一位 25 岁的未婚母亲有两个孩子,她敏锐地感觉到医生对她缺乏兴趣,当她说这番话时:

> 他从来没有碰过我——从来没有。这只是一个兴趣问题。我的意思是,即使你不喜欢某人,你也可以触碰他们。那样做没有害处,不是吗?

提问和倾听

一旦主要问题陈述出来了,医生会发现有助于总结患者的相关信息,以便确认医生对所给信息的看法与患者一致。如果不一致,还需要进一步阐明。

现在医生可以使用各种类型的问题来搜索具体的信息片段,这些信息可能提示某些诊断,或有助于更深入地探索患者的问题。

开放性问题鼓励患者透露一些原本可能不会主动提供的信息。例如"告诉我这个疾病对你有什么影响。"患者的回答可能会让我们深入了解他们的身体或情感状态,从而提出一系列新的问题。然而,开放式提问的缺点是,它鼓励患者谈论过多,这可能导致医生因信息过多而不堪重负,其中一些信息可能是不相关的。因此,对医生来说,问诊可能更加难以控制——对学生来说这是一个特殊的问题(Maguire 和 Rutter,1976),他们可能会觉得患者认为被打断是不礼貌的。采取的策略可能是礼貌地打断患者的话,并对患者说"这个信息(观察结果)很有趣,但我需要专注于特定的领域来努力解决你的问题。"这使学生有机会将接诊引导到询问更有成效的领域。

探究性问题现在可能更有用了。这些是后续的问题,可以激励患者更深入地思考他们的答案。例如,如果患者目前的问题是疼痛,医生可以问:"你注意到是什么引起这种疼痛了吗?"

提示性问题是包含线索的问题,以鼓励患者扩展他们的叙述。例如,医生可能会问:"你说你一走动就疼。你能更准确地描述一下是什么运动引起的吗?"

封闭式问题可能只产生一个简短的答案,通常为选择是或不是,当医生正在搜索具体的信息条目以确认或否定可能的诊断时,封闭式问题很有用。封闭式问题的优点是节省时间,在某些情况下医生可以非常合理地使用。例如,如果医生想验证一个理论,即患者不明确的症状可能是由于某个地方的恶性肿瘤引起,为了寻找支持证据可以询问"你体重减轻了吗?"或者"你咯出血来了吗?"封闭式问题的缺点是,它们提供的信息有限,容易弄虚作假,而且不适用于沮丧和愤怒的患者,他们觉得自己需要更多解释的机会。由于病史采集主要是使用封闭式问题进行归纳,学生往往习惯性地过度使用。

引导性问题是最好避免使用的,因为它们鼓励患者给出他们认为医生可能喜欢听的答案。例如,如果医生问"你同意这种疼痛可能是由焦虑引起的吗?",患者很可能会同意,即使这并不能反映他们的真实情感。这个问题可以这样更好的表述:"有时候像这样的疼痛会因为焦虑而变得更糟,对你的情况而言有可能这样吗?"这给了患者更多机会来证明他们的答案是必要的。

在提出一个难题之前和之后停顿一下,可以确保患者理解它的含义是什么。此外,医生可能会先提出这样的问题来提前忠告患者,"我的下一个问题你可能不容易回答,所以我会给你时间去考虑你的答案。"

双重问题,即问患者两个重叠的问题也要避免,因为患者可能会因此感到困惑,无法准确地回答两个问题。例如,"你试过服用对乙酰氨基酚吗?…或者是某种止痛药?"可能会使患者回答"是",但医生不知道这个答案里是使用了哪种药物。更好的方法是分开问两个单独的问题或一个开放性的问题,比如"你吃过什么止痛药吗?"

在铭记问诊应该以患者为中心的同时,医生仍需在接诊过程中保持适当程度的控制。在问诊阶段,总结一下某个时段所讲的内容,礼貌地与患者协商接下来要讨论什么方面的内容,这将有助于让患者回到正题上来。

学生们犯的另一个错误——通常是因为他们急于构思下一个问题——就是不听患者对他们之前问题的回答;这种情况被恰当地描述为"患者下次吸气时,我要讲什么?"(Bendix,1982)。这就需要我们了解**倾听**的技巧,这在整个接诊过程中都是非常重要的。这并不意味着只是被动地坐着,直到患者说得"筋疲力尽",而是潜心于试图理解患者想要传达的(包括口头的和非口头的)信息。从医生的姿势和行为举止中,患者能很容易地辨别出医生在积极倾听并给予他们充分的关注。一位 52 岁的工程师认为他的医生不善于倾听:

> 以前的全科医生很差……他不是那种善于倾听的人。你可以看到它从那边穿过去,又从这边出来(指着他的头)……很难和他沟通。

为了倾听,医生需要放松但保持警惕性。他们应该意识到可能的干扰,这可能会影响他们倾听和理解患者述说具体内容的能力——例如,一个不安分的孩子陪着患者、电话呼叫或接待人员打断了接诊、查阅患者病历中的既往信息等。接诊的视频记录是对临床表现自我反馈的宝贵资源,因为它们可能揭示出患者提到的一些基本事实或者暗示,医生完全忽略了可能要关注的领域。(也见第 11 章)。

同样重要的是不要打断患者的叙述,尤其是在问诊的早期阶段。然而,如果它涵盖了医生希望复诊的项目,把关键词或短语写下作为提问的辅助备忘录,可能在更合适的时间去问,这是非常有用的。在患者说话的时候,不建议做大量的笔记,因为这不可避免地会干扰仔细倾听和观察患者的能力;这种行为不仅会引起患者的注意,还会产生负面影响。

然而,当有必要打断别人说话时,例如当患者开始重复说已经给出的信息时,你应该敏感而礼貌地说:"你刚才告诉我的很有帮助,但现在我希望你把注意力放在……"

非语言行为

在整个问诊过程中,医生应该有自我意识,即注意他们的行为对患者的影响,反之亦然。在患者用某种语言讲述他们的故事时或他们投入其中的情感有什么线索?

观察与分析患者的非言语行为尤为重要,因为医生可以从中收集到很多关于患者性格和态度的信息(Argyle, 1975)。事实上,语言的影响往往比非语言信号的影响更弱、更不那么直接。众所周知,语言并不总是传达事实。因此,医生应该准备好在很大程度上依赖于非语言线索,因为它们不太容易受患者控制,因此可能更能如实地反映患者真实的情感。

嘴巴、眼睛和眉毛的运动最能表达各种情绪,而皮肤的颜色可能表示焦虑(白色)或愤怒(发红)。患者眼神交流的次数和瞳孔扩张的程度也能说明问题。患者回避你的目光可能是因为害羞或尴尬,或者是因为他们不肯说实话。瞳孔扩张发生在患者极度焦虑或对医生有强烈的归属感时。手势为伴随它们而来的语言增添了生动性,因为足或足趾的抖动或轻拍动作常常表示内心紧张。观察患者的姿势,能看出他是紧张还是放松;例如,紧张可能表现为患者僵硬地坐着或不安地移动。

回应

医生应该对任何观察到的情绪信号做出回应,表明他们已经认识到这些信号对患者的重要性。他们可以通过鼓励性的点头和手势,以及在适当的时候触摸患者来进行回应。可能有必要让患者直接面对故事所产生的影响。在这个背景下,当面对质不是一种通常所理解的威胁或侵略的方式。这是一种技术,医生可以用一种建设性的方式利用接诊中产生的情绪,使患者更加了解其影响。例如,抑郁症患者可能不愿意承认自己存在抑郁,但可能会在医生那里产生一种强烈的抑郁感。医生可以用这样的方式将这种情绪反馈给患者:"你告诉我的事情以及你告诉我的方式让我感到相当压抑——你觉得这是怎么啦?"

如果患者意识到这种探索与诊断和健康问题可能的解决办法有关,他们通常愿意让医生探索他们病史中可能令人尴尬或情感痛苦的领域。医生需要能够没有任何尴尬地、敏感地探查令人尴尬的领域,比如性功能和性取向。观察有经验的医生进行这种性质的接诊,可能不会使学生具有足够的信心感到有能力对真实的患者进行实验,所以,可以采用角色扮演是这一有用的教学方法 (Baraitser 等, 1998)。

问诊失败的可能原因

在培训医学生更好地掌握沟通技能的过程中,医学生从问诊中无法获得足够的相关信息。Maguire 和 Rutter (1976) 发现最常见的原因有:

1. 没有让患者做好准备,即没有让患者放松下来就急于对主诉提出问题。

2. 未能控制问诊,即允许患者大谈特谈与现存问题完全无关的内容。学生似乎不知道如何或何时打断,或如何将患者的叙述引向与疾病更相关的话题,因为他们担心任何试图打断或重新引导谈话的行为,可能会使患者不合作以及产生怨恨。

3. 学生们的问题集中表现在过早结束问诊或有局限性问诊的影响,即学生们假定患者只有一个主要的问题,相比心理或社会问题来说更有可能考虑器质性问题。学生们解释说,他们不愿询问到更隐私的问题,是因为他们担心患者会觉得问这些问题不能接受或具有侵入性。

4. 缺乏系统的问诊流程。这不同于医院常规使用的系统回顾,但意味着在探查可能的诊断或假设时,要遵循一系列逻辑问题。

5. 缺乏详细资料,以确定数据的准确性。很多信息的不确定性也是由于学生未能察觉或面对患者时发现,与这些患者在数据库的信息有明显不一致。同样,很少有学生尝试鼓励患者准确地记录他们的经历。

6. 对口头和非口头的线索没有反应。当患者给出暗示情绪不安的线索时,这种现象最为明显。学生们表示,他们担心,如果他们回应这样的线索,就会陷入更多的痛苦中,他们觉得自己对于如何处理准备不足。

7. 缺乏自我意识。学生们表现出的行为举止严重阻碍了他们尝试与患者维护关系。

8. 同时做记录和保持眼神交流有困难。

应该指出的是,这些缺陷中有几处不仅限于沟通问题。这些问题涉及更广泛的接诊能力、知识匮乏、缺乏推理能力和医患关系不佳 (也见第 11 章)。

体格检查

在进行体格检查时,医生也要进行沟通。在检查前,医生需要向患者解释为什么需要检查,检查涉及身体的哪些部位,并征求患者的明确同意,特别是在进行包括私密部位的检查时。对于后一种情况,医生必须描述盆腔或直肠检查需要做什么,以及如何做。

虽然学生应在进行体格检查前已经完成了病史采集,但触摸患者的行为可能有助于对身体症状进行更私密的检查,例如性功能,而患者在此之前可能难以提及这些症状。例如,一位区域经理 28 岁的妻子的案例:

> 我的婚姻有问题,在性方面。我应该去看某医生,已经看了 3 个月,才终于弄清真正的原因。我记得第一次提起这件事时,我感到很尴尬,但他能让我很放松。

阴道或直肠检查应该尽可能灵敏和轻柔地进行。有时这样的检查,特别是阴道检查,会揭示患者对她的性问题的许多态度,并可能提供有关她的性关系的重要线索,而这些线索在采集病史阶段可能并不明显。

在接诊过程的问诊和体格检查结束时,医生通常会确定患者有一个或多个健康问题,随后开始进入接诊过程的管理或解释方案阶段。

解释

> 好的解释,就像好的比基尼,应该是简短的、吸引人的,但涵盖了基本的特征(Brown,1978),

在问诊中,解释是一种技巧,应该仅用于回应患者的回答或评论,因为可能会有一种诱导过早地解释(也许是错误的)太多。然而,在向患者沟通诊断结果时,医生所使用的解释技巧是至关重要的。无论诊断结果是多么易于理解,如果医生无法用清晰易懂的语言去解释这对患者意味着什么,可能会导致患者不满意或困惑,他不太可能遵从对管理计划的建议。例如:

> E 带着她 10 岁的儿子去看全科医生,发现他头部有个肿块在一侧耳朵的前面。他被诊断为"腮腺炎",但这并没有给 E 留下深刻的印象,因为她对儿子说"根本没想到你身上有'腺体'!"

在接诊中的整个解释阶段,医生的思想和行动应以下列需求为准则:
- 对患者和疾病之间的优先等级创建适当的平衡。
- 向患者传达同情心、同理心和真诚。
- 时刻意识到患者有权参与有关管理计划的决策过程。

此外,患者往往对自己的健康有想法,这些想法可能是重要和相关的,而且医生在与患者协商管理计划时必须考虑到这些想法;也就是说,信息共享应该是双向的。重要的是医生发现,一旦患者理解了治疗方案的选项,患者是否希望自己选择一个更喜欢的选项,还是希望医生来做决定,或者双方是否应该对被选中选项达成一个共同的协议(Charles,1997)。如果能留心到这一方法,就可以避免下列的接诊结果:

> E 曾因严重的头痛找全科医生就诊,最后医生给她开了一个处方,包括可地拉莫(codydramol)、安眠药、科普罗沙莫(coproxamol)和安定(valium),她本不应该服用这些药物,因为她曾经过量服用药物。她其实只是想要聊天。

随着患者受教育程度的提高和对自身权利意识的增强,医生也应该做好准备,一些患者会质疑他们的建议(Towle,1998)。这应该被看作是对患者进一步阐释的需要,而不是对医生判断的一种攻击。

医生应该对他的解释做如下计划:首先鉴定需要解释的问题,然后确定患者的认识水平,最后,有组织地进行相应的解释。医生需要掌握语言技巧,使用让患者容易理解的词。从以下引用的一位 21 岁机械师的话中,可以看出不使用专业术语的重要性:

> 如果我去了医院,但他们在聊天……他们使用一种不同的语言。还有一些你不理解的术语。我总是去看我的全科医生,如果我听不懂,我就去问他……我把医学术语带回来,记住它们。他会坐下来和我讨论,告诉我不懂的医学术语。他会把所有术语的来龙去脉都告诉我——他非常棒。

解释的环境很重要。应该邀请患者坐下;如果医生开始总结时患者还在忙着穿衣,那么医生所说的许多话就会被置若罔闻,因此也就不会被理解或记住。

Pendleton 等(1984)的研究表明,患者能很好地记住就诊刚结束时被告知的内容,但这并不意味着他们已经理解了信息。在某些情况下,医生要求患者在离开之前复述回忆的基本要点,从而检查患者是否理解了医生的建议,这种方法可能是恰当的。

因此,医生应该总结研究结果,使用适当的专业术语,并在可能有助于理解的地方使用口头的和图表的说明。在合适的情况下,应向患者强调诊断和预后的可靠方面。在要传授大量信息的情况时,医生可能有必要用"明确分类的"词语作为开场白。这意味着向患者表明会对听到的信息进行分类。例如:

> 首先我要告诉你,你哪里不舒服,然后需要做什么检查,接着我会建议你做什么治疗,你会怎么样,你必须做些什么来帮助你自己……最后,我会建议你应该去做什么。

医生应该避免过快地提供太多的信息,并且应该把最重要的信息放在首位,因为这样最容易被记住。一位 32 岁的工具制造商能够回忆起:

> 医生解释说我感染了,这种感染在气管上遗留了一些沉淀物,使我受刺激出现咳嗽。这是一个很好的解释,我完全理解,这让我比较快乐。我知道了这是怎么回事。而不是告诉"你得了肺部感染",然后给你一些药,就这样结束了。

管理患者的关键领域之一是确保用正确的剂量、正确的时间、正确的途径和正确的方式服药[消费者协会(Consumer's Association),1991]。如医生能确保患者理解治疗会带来什么好处、可能出现重要的或常见的不良反应,以及如果发生了不良反应要做什么,有助于患者遵从有关药物的服用说明。患者应该有充分的机会提出问题,并在回顾时,应鼓励他们讨论任何不良反应。医生可向患者派发信息传单,或请他们自行记录服用说明,以协助患者回忆医生所提供的医嘱。好的信息资料必须解释可选择的项目,增强患者的信心和自制力,对提出的建议可与医生进一步讨论,并帮助患者确定他们治疗方案的优先选择(Coulter, 1997)。

一位 57 岁的前陆军少校对医生的治疗方法表示满意:

> 她是我理想中的医生,在我的求医经历中我见过很多次。她总是有时间。她没有浪费时间,但她总是有时间明智地和你交谈,我想,是为了让你放心,并找出问题所在。她很清楚你出了什么事,我想她对自己的判断很有信心。而且,你知道,如果她在开治疗处方之类的东西,她或多或少会告诉你这个诊疗行动的目的是什么,它会对什么有利,让你觉得的确应该这么做。我认为这在心理上是很重要的。

传递坏消息

向患有严重或致命疾病的患者传递坏消息,需要最高等级的沟通技巧。同理心、敏锐性和使用清晰的语言将有助于沟通过程。此外,医生需要培养处理情绪困扰的技能,这种情绪是患者几乎肯定会表现出来的,并且医生也会感觉到的(Tattersall 和 Ellis, 1998;Metcalfe, 1998)。

向患者传递坏消息,有如下的原则:

- 选择合适的时机说出来。这可能包括评估患者是否善于接受,是否感觉可以良好的交谈。一个亲属在场可能是有帮助的。
- 选择一个私密的环境,这样面谈就不会被打扰。
- 预留足够的时间,让自己看起来从容不迫。
- 根据患者的节奏和日程安排来帮助消化提供的信息。这将包括探索患者对情况的理解,以及对已经发生和可能发生的事件的感受。
- 评估患者知道多少和想知道多少。然后,医生可以通过先分享小部分的信息,在决定是否继续提供信息之前,重新评估患者在每个阶段的理解和感受,然后逐步增加提供的信息。
- 确定患者的主要关注点;然后可以讨论可能的解决办法,同时应强调积极的方面,以助于保持现实的希望。
- 最后,给患者提供持续的支持,表明你已经准备好建立一种持续的关系。

如果问诊想让患者在离开时仍然相信医生的真诚,同时又能从医生的关心中得到安慰,这些步骤是必不可少的。

一位患者写下了自己被告知患肛门癌的经历时,她说:

> 微笑是欺骗性的,保证是欺骗性的,没有人怀疑……谎言具有伤害性(Blennerhassett, 1998)。

重要的是,学习有效地传递坏消息的技能并不是留在工作经验中,而是学习者可以作为生存的习惯来培养,而不是适当的技能(Harden, 1996;Royston, 1997)。练习传递坏消息具有挑战性,可以使用视频记录练习者的接诊,医生能从一小群同行和一位经验丰富的导师那里得到关于他们表现的反馈,这为获得必要的技能提供了一个安全的环境(Preston-Whyte 等,1995)。

另一个困难领域可能与传递患者突然或意外死亡的坏消息有关,这就是

处理亲属的悲痛,同时需要提出器官移植的申请。在讨论后一个问题之前,
"极其重要的是向亲属提供有关他所爱之人病情的可理解的适当信息……
建立相互信任和理解的关系是申请器官移植的先决条件。如果情况不是这
样,最有可能被拒绝"(Randhawa, 1998)。

结尾

接诊的总结阶段应该像开头那样轻松和从容,例如一位城市规划师 33 岁
的妻子做出了以下评论:

> 她总是很健谈,具有资深的全科医生那种类型的氛围。当你离
> 开时,她总是说…我真不知道她到底在说什么…像这样,"我希望你
> 没事"或"下次再来"。这更像是我们在进行一次社交聊天,而不是
> 一次简短而尖锐的面谈。

结尾的目的是评估患者是否对之前的接诊情况感到满意,是否准备好离
开。不满意的迹象包括他们说话时犹豫、缺乏眼神交流以及不愿离开。当医
生直接问"你对这个满意吗?",患者通常通过一个积极的回应来表达满意,
比如一个微笑并准备起立,说"再见"。

有时候,甚至于接诊的时间很长,医生可能会觉得所有相关的领域都已经
覆盖了,患者可能会在起身时犹豫,或者可能走到门口还转过身来说:"哦,对
了,医生……"。这是一个不应被忽视的信号,因为它可能提示真正的就诊原
因:此前接诊所经历的一切可能只是"入场券"(McWhinney, 1981)。

应对这种可能性的策略因情况而异,但医生应该鼓励患者继续说出任何
需要说的话。也许有必要邀请患者再次坐下来,更全面地探讨这次提出的问
题。另一种策略是建议,一旦确定了问题的性质,如果患者同意,可以留到以
后再进一步处理,如果有必要,可以延长接诊时间。

解释失败的原因

以下是医生未能进行有效解释最常见的原因:
- 在接诊结束时,医生没有留出足够的时间来充分解释或检查患者是否听懂
  了医生所讲的话。
- 医生没有认识到并缓解患者的焦虑。反过来,这也会损害患者集中注意力
  去理解和记忆所讲内容的能力。

- 医生没有充分使用明确的分类,来让患者准备好接受大量的信息。
- 医生忽略了患者的语言和非语言的信号,这些信号提示患者对解释不满意。
- 医生未能征求患者是否同意所提出的管理该问题的办法,结果导致患者不遵从医生的建议。

Maguire 等(1986)在一项对年轻医生的随访调查中发现,他们作为学生已经收到了关于他们的问诊技能的反馈,尽管他们的问诊技能水平得到了保持,但大多数人仍然无法向患者提供关于他们健康问题的信息和建议。他认为这与他们作为学生在临床实践的这个重要方面缺乏训练有关。

以下引文说明了接诊时医生和患者未能沟通有什么样的结果,可能产生直接的和长期的影响:

> E 说她听说过一种可以防止尿床的药片,但当她向全科医生提出建议时,医生说他不能给她任何药片,但可以把孩子转诊给精神科医生。E 对此很生气;她想要的只是干床单,不是精神病学。现在 E 说她不信任医生,因为他们都不知道自己在说什么。

用1991年多伦多医患沟通会议达成的一致声明,来结束以下简短的结论:

> 有……一种明确的、迫切的培训需求,将这些"医患沟通"的临床技能纳入医学院的课程,并继续纳入毕业后教育的培训(Simpson 等,1991)。

根据共识声明,在医学教育教学和评估沟通技巧会议(牛津,1996;阿姆斯特丹,1998:个人沟通)上召集的一个工作小组提出了以下建议:

- 教学与评估应立足于医学上关于沟通的广阔视野。
- 培训沟通技巧与临床教学不应该分开考虑。
- 应该有一个有计划的、连贯的沟通技巧培训课程。
- 教学目的应该明确,并帮助学生获得基本的沟通技能。
- 应该直接评估学生完成沟通任务的能力。
- 教学和评估都应促进学生的个人和职业的发展。
- 应评价沟通技巧的教学和评估计划。
- 作为教师,教学人员的沟通能力应该得到支持和发展。

然而,为本科生规定沟通技能培训课程应该仅仅是第一步,应该作为所有等级水平和所有学科医生的继续医学教育课程。为了这个目的，"医学教师必须发挥领导的作用,拓宽医患之间更好的沟通渠道"(Meryn, 1998)。

要　点

- 接诊时需要具备以下沟通技巧,这些技巧均可学习和发挥:
  - 提问
  - 倾听
  - 回应
  - 解释
  - 协商
  - 强化
- 学生在接诊时可采用的有效策略是:
  - 在同一层面提问相关问题,获得一个问题的答案
  - 阐明问题
  - 对回应做出归纳
  - 核对患者是否理解和同意
- 良好的沟通
  - 是良好的病史采集的基础,因此也是一种临床能力
  - 对医患关系的质量和患者依从性有积极影响
  - 对患者及家属的需求反应敏感
  - 是清晰的、毫不含糊的、有说服力的

参 考 文 献

Argyle, M. (1975). *Bodily Communication*, Chapter 19. London: Methuen.

Argyle, M. (1983). *The Psychology of Interpersonal Behaviour*, Chapters 1–3. London: Penguin.

Baker, R. (1996). Characteristics of practices, general practitioners and patients related to levels of patients' satisfaction with consultations. *British Journal of General Practice*, 46, 601–5.

Baraitser, P., Elliott, L. and Bigsrigg, A. (1998). How to talk about sex and do it well: a course for medical students. *Medical Teacher*, 20, 237–40.

Bendix, T. (1982). Seven wrong thoughts which prevent you from behaving properly. In *The Anxious Patient. The Therapeutic Dialogue in Clinical Practice* (H. J.

Wright, ed.), Chapter 2. Edinburgh: Churchill Livingstone. (A slim book which gives valuable rules of thumb on how to act, and how not to act, in consultations which have a major emotional component.)

Blennerhassett, M. (1998). Deadly charades. *British Medical Journal*, 316, 1890–91.

Brown, G. A. (1978). Exposition and listening. Questioning and answering. In *Microteaching: A Programme of Teaching Skills*, Units V and VI. London: Methuen.

Charles, C. (1997). *Shared Decision-Making in the Medical Encounter: What Does it Mean? Promoting Patient Choice Together* (a report of an international conference). London: King's Fund.

Consumer's Association (1991). Helping patients to make the best use of medicines. *Drug and Therapeutics Bulletin*, 29(1), 1.

Coulter, A. (1997). *Evidence-Based Patient Choice. Promoting Patient Choice Together* (a report of an international conference). London: King's Fund.

Fallowfield, L. J. (1996). Things to consider when teaching doctors how to deliver good, bad and sad news. *Medical Teacher*, 18, 27–30.

Harden, R. M. (1996). Twelve tips on teaching and learning how to break bad news. *Medical Teacher*, 18(4), 275–8.

Korsch, B. M. and Negrete, V. F. (1972). Doctor–patient communication. *Scientific American*, 227, 66–8.

McWhinney, I. R. (1981). The doctor–patient relationship. In *An Introduction to Family Medicine*. New York, Oxford: Oxford University Press.

McWhinney, I. R. (1989). The need for a transformed clinical method. In *Communicating with Medical Patients* (M. Stewart and D. Roter, eds.), pp. 25–42. Newbury Park, CA: Sage.

Maguire, P. and Rutter, D. R. (1976). History taking for medical students. 1. Deficiencies in performance. *Lancet*, ii, 356–8.

Maguire, P., Fairbairn, S. and Fletcher, C. (1986) Consultation skills of young doctors: I. Benefits of feedback training in interviewing as students persist. II. Most young doctors are bad at giving information. *British Medical Journal*, 292, 1573–8.

Meryn, S. (1998). Improving communication skills: to carry coals to Newcastle. *Medical Teacher*, 20(4), 331–6.

Metcalfe, D. (1998). Doctors and patients should be fellow travellers. *British Medical Journal*, 316, 1892–3.

Pendleton, D. A., Schofield, T., Tate, P. and Havelock, P. (1984). *The Consultation: An Approach to Learning and Teaching*, pp. 20–22, 40–49. Oxford: Oxford University Press.

Preston-Whyte, M. E., Fraser, R. C. and Beckett, J. L. (1983). Effect of a principal's gender on consultation patterns. *British Journal of General Practice*, 33, 654–8.

Preston-Whyte, M. E., Hastings, A. M. H. and Fraser, R. C. (1995). Breaking bad news: a workshop to enhance the skills of junior doctors. *Education for General Practice*, 6, 306–14.

Randhawa, G. (1998). Coping with grieving relatives and making a request for organs: principles for staff training. *Medical Teacher*, 20(3), 247–9.

Roter, D. L., Cole, K. A., Kern, D. E. *et al.* (1990). An evaluation of residency training in interviewing skills and the psychosocial domain of medical practice. *Journal of General Internal Medicine*, 5, 347–454.

Roter, D., Rosenbaum, J., de Negri, B. *et al.* (1998). The effects of a continuing medical education programme in interpersonal communication skills on doctor practice and patient satisfaction in Trinidad and Tobago. *Medical Education*, 32, 181–9.

Royston, V. (1997). How do medical students learn to communicate with patients? A study of fourth-year medical students' attitudes to doctor–patient communication.

Medical Teacher, 19(4), 257–62.

Simpson, M., Buckman, R., Stewart, M. *et al.* (1991). Doctor–patient communication: the Toronto consensus statement. *British Medical Journal*, 303, 1385–7.

Tattersall, M. and Ellis, P. (1998). Communication is a vital part of care. *British Medical Journal*, 316, 1891–2.

Towle, A. (1998) Changes in health care and continuing medical education for the 21st Century. *British Medical Journal*, 316, 301–4.

Tuckett, D., Boulton, M., Olson, C. and Williams A. (1985). *Meetings between Experts. Sharing Ideas and its Importance in Medical Consultations*, Chapter 1. London: Tavistock Publications.

第7章

预防性照顾

Robin C. Fraser

> 通过预防那些可以避免的疾病,我们就能把资源集中在治疗尚
> 且无法预防的疾病(英国卫生部,1998)。

在传统上,医学教育和实践往往过分强调和重视医生识别和管理已确诊
疾病的能力——这不利于寻求确定和修改疾病的前身。当然,无论是在医院
还是在全科诊所中,没有人会否认诊断和治疗技能将永远是临床医生的基本
属性。然而,他们仅靠这些技能是不够的。由于一些令人信服的原因,所有医
生对预防医学必须有更积极的态度,它对改善人民的健康状况做出了不容置
疑的贡献。

英国每年大约有 9 万人在 65 岁之前去世,其中,近 3.2 万人患有癌症,2.5
万人死于心脏病、卒中和相关疾病(英国卫生部,1998)。这些引起死亡的疾
病中有许多是可以预防的,或者至少可以延迟。事实上,在许多国家,如美国,
因缺血性心脏病和卒中而死亡的人数都有了大幅下降,在这些国家一直在大
力推行适宜的预防计划。

在发达国家,吸烟仍然是导致过早死亡和残疾的唯一最重要的原因
(Bartecchi 等,1994)。例如,据估计,戒烟将导致所有癌症和缺血性心脏病的
死亡率分别降低 33% 和 25%[莱斯特卫生局(Leicestershire Health Authority),
1984]。此外,大多数支气管炎和肺气肿病例会得到预防,围生期死亡率将降
低。也有人声称大约 50% 的卒中是可以预防的,主要是通过早期发现和控制
高血压(英国皇家全科医师学院,1982)。

然而,尽管有这些证据,医学教育和实践仍然对治疗医学有特别的优待,
例如 Gray 和 Fowler(1983)所做的以下观察具有讽刺意味:

> 与冠心病监护病房的戏剧性变化相比,阻止一个 20 岁的男性吸
> 烟来预防他在中年以后患心肌梗死,这是非常枯燥乏味的事。

它可能是枯燥乏味的,但难道毫无意义吗?

这是有道理的,因为治疗可预防的疾病非常昂贵。例如,为了治疗心脏病、卒中和相关疾病,NHS 每年花费将近 40 亿英镑。如果把更多的努力集中在预防可以避免的疾病上,这笔款项中相当大的比例完全可以用来治疗其他尚无法预防的疾病。然而,目前 NHS 只有 1% 的预算用于健康促进和疾病预防(Speller 等, 1997)。

因此,临床医生不能再满足于只对患者现存的疾病和健康问题作出回应。在可能的情况下,他们必须做好准备,预见到患者未陈述的潜在需求。现代医生需要培养一种能力,能认识到并具有采取行动的信念,在日常工作中有机会对患者采取预防的措施。为了有效且高效地做到这一点,他们必须首先理解预防的概念和熟悉预防的策略。全科诊所为观察预防性照顾的范围和实践活动提供了最佳的环境。

什么是预防性照顾?

预防性照顾一词包括所有促进健康和预防或推迟疾病及其并发症发生的措施。健康促进和疾病预防应被视为一系列连续性诊疗活动的一部分,其总体目标是:
- 提高生活质量。
- 减少过早残疾的负担。
- 提高预期寿命。

因此,预防性照顾指的是"预防与照顾和治疗进行必要的联合"(英国皇家全科医师学院, 1981)。最突出的例子也许是产前保健,它不再被视为一种不同(或较少)的保健形式,而是作为标准的临床实践。

预防性照顾包括 3 个不同级别的预防性干预:一级、二级和三级。这种分类反映了针对疾病的自然史进行干预的阶段。
- 一级预防的目的是全面预防疾病产生的进程。
- 二级预防包括对疾病早期的诊断(最好是在症状出现前的阶段),然后进行及时有效的治疗。
- 三级预防的重点是发现已确定的、无法治愈的和未报告过的疾病,目的是通过适当的治疗和康复将其有害影响降至最低。

只有当有证据表明,早期发现和治疗比等待患者就医有更令人满意的结果时,才应采取二级和三级预防。主要的例子分别是宫颈细胞学检查和对已确诊的糖尿病患者监测周围血管病变,其中最重要的是增生性视网膜病变。

一级预防明显比二级预防更有效,而二级预防又比三级预防更有效。然而,许多一级预防措施是医生无法控制的。例如,一个预防吸烟有害影响的一级预防方法是禁止烟草制品的生产和销售。由于这在政治上是不太可能的,下一步应该是试图通过一系列措施说服人们开始不要吸烟,其中一些措施涉及立法,另一些是自愿行动。

同样的例子,二级预防包括说服吸烟者控制吸烟(例如:少吸点烟、低焦油品牌、避免吸烟),或者在他们吸烟的早期阶段戒烟,以预防发生慢性支气管炎和其他与吸烟有关的疾病。

最后,三级预防将针对已确诊的慢性支气管炎患者,包括努力说服他们戒烟,以期减缓其肺功能恶化的速度。它还能降低患肺癌、缺血性心脏病和其他吸烟相关性疾病的风险。这已经是临床医生最熟悉的预防服务形式。

一级预防

从临床医生的角度来看,主要使用两种技术:

- 健康教育
- 预防性治疗

健康教育

这种方法的目的是向人们提供已知致病因素的信息来启发他们,希望他们通过避免这些危险因素来改变自己的行为,从而避免产生某种特定的疾病。一个例子是宣传吸烟引起相关疾病的负面影响。

预防性治疗

这种方法包括更积极的医疗干预,试图保护个人免于患上某种特定的疾病;例如,接种疫苗和免疫程序。

二级预防

同样,使用了两种技术:

- 筛查
- 病例发现

筛查

筛查程序是在明显健康的人群中有系统地计划检测未被发现的疾病。在开展筛查之前,必须首先符合某些标准(Wilson,1973):

- 所探查的疾病应在其自然病史的早期阶段是重要的和可识别的。
- 任何筛查检测都应是切实可行的,并为患者所接受。
- 应存在公认而有效的治疗方法,并应随时提供诊断和管理的设备。
- 需要制定一项针对谁治疗的政策。
- 筛查的费用应在经济上与整体医疗照顾可能的支出相平衡。一旦开始,筛查应该是一个连续实施的过程。

还必须记住,筛查测试不一定是诊断性的;例如,偶然发现的糖尿并不一定表明有隐匿的糖尿病。有潜在风险的个体将需进行一个验证性检测,例如葡萄糖耐量试验。

病例发现

这是筛查的一种变体,这个术语用于负责个人卫生保健的医生进行机会性筛查时出现的情况。一个病例发现的例子是,当一位中年男子因治疗痔疮等无关疾病就诊时,应该为他测量血压。这种形式的预防对所有临床医生公开,这种工作应集中在那些明确有风险的人。然而,在进行筛查或病例发现的工作之前,负有责任的人有义务确保随后产生的结果是获益而不是损害。

三级预防

三级预防措施是在患者已确诊后,进行系统和长期地监测患者,以预防或尽量减少并发症的影响,因为逆转疾病进程的可能性非常小。例如,对高血压患者预防的主要目的是避免最终的器官损害,否则将导致卒中、心肌梗死或心/肾衰竭。这需要的不仅仅是针对个别患者的机会性预防方法:而是需要建立一个组织工作框架(Hulscher 等,1997)。这应该是为了确保诊所中所有确诊的高血压患者接受定期监督,以确保治疗依从性、适当控制血压水平和避免吸烟等其他危险因素。同样重要的是,这样的系统应该能够识别出不遵医嘱者,以便采取适当的行动。

要承认这一事实,对大多数慢性病的长期管理责任取决于全科诊所,许多诊所已经建立了特殊的登记册,主要针对患有特定疾病的患者,如高血压、癫痫、哮喘和糖尿病。但是,应当指出:

高质量控制糖尿病的先决条件是对患者进行疾病特点的教育，这通常需要总计 4 个小时的学习时间……而以前的［医疗］控制和监督使达标的人不超过 50%（Hart, 1981）。

越来越多的全科诊所被引进和发展为特殊慢性病管理的诊所，这些通常基于循证医学的指南和条款（Grimshaw 等, 1995）。

健康促进

健康促进是一个多因素的过程，通过教育、预防和保护措施作用于个人和社区（Spelller 等, 1998）。

然而，运用健康促进的理念，比仅仅通过避免疾病的危险因素来保持健康更有力一些。健康促进的目的是鼓励个人达到他们所能达到的最佳健康水平。因此，促进健康的努力可以在一级、二级和三级预防工作中实现。例如，在一级预防阶段，越来越多的人正采取积极的措施，试图通过定期锻炼来预防心脏病；例如，现在美国大约有 2500 万慢跑者。尽管可能很少能达到减少风险的效果，但这种形式的健康促进的支持者会认为，定期锻炼带来的结果改善是值得努力去做的。

在二级和三级预防阶段，健康促进鼓励个人参与筛查计划（例如定期宫颈细胞检查），并分别遵守治疗计划。健康促进最积极的特点是，它鼓励人们承担起维护自己健康的责任。

临床医师在预防工作中的新角色

如今有很多理由要求临床医生，特别是全科医生，在通过预防手段改善人口健康状况方面发挥关键作用。此外，有越来越多的压力要求临床医生实施预防工作。

疾病模式和机会性预防的变化

过去在预防疾病和残疾的主要手段方面所取得的进步，更多地归功于社会立法；而不是个别患者或医生的行为，这些对控制重大传染病几乎没有什么作用。例如，改善住房条件、净水和污水处理等措施，大大降低了传染病的死亡率，而免疫程序很早以前就有了。因此，政府代表人民集中做出的决定可以使数百万人民受益,而不需要他们直接参与决策过程。

如今,情况完全不同了。造成大多数残疾和死亡的疾病(心脏病、卒中、癌症、慢性呼吸道疾病)更多为慢性,而且在很大程度上主要由患者的习惯和生活方式决定,他们成为了受害者。如果要扭转 Morris(1982)所说的过早残疾和死亡的"涨潮"趋势,就需要数以百万计的个人自行决定是否采取更健康的生活方式,以及如何利用现在提供的健康服务。正如 McWhinney(1981)所观察到的:"在影响这些决定的过程中,医生作为教育者的角色承担了新的重要意义。"

我们将在后面看到,最有说服力的建议来源于患者自己的全科医生,尽管家属和朋友的影响也发挥了部分作用。

"抢救式英雄"的局限性

在医学上有许多治疗和技术取得了重大进步,在某些情况下,对已确诊疾病的管理作出了惊人的贡献——如肾脏透析和移植。不幸的是,一些"高科技医学"的进步,已经倾向于使少数患者受益,但费用却在增加,有时甚至高得令人望而却步。在有关分配给某些救助任务的资源方面,部分政府部门、许多医生和一般公众越来越认识到具有收益递减规律。令人不安的事实是,尽管所有高昂的技术有了进步,一位 30 岁男性的预期寿命在过去 25 年左右只增长了 5%。

医生从事预防工作的压力越来越大

政府重新燃起了人们对预防的兴趣,这主要是由于抗击疾病的服务成本在激增。公众也越来越意识到预防的机遇和益处,并期待其医疗顾问(全科医生)发挥领导作用。许多患者(84%)发现讨论健康促进是有益的(Sullivan,1988),但他们确实希望所提出的问题与他们目前的健康问题相关,并希望保留接受或拒绝所提建议的权利(Stott 和 Pill,1990)。

然而,政府最近的一些举措使医生的压力增加了,要求他们更多地参与预防活动。

1991 年,英国出台了一项英格兰健康战略,其中设定了到 2000 年改善健康的若干具体目标和指标[卫生事务大臣(Secretary of State for Health),1991]。该战略确定了可实现改善健康的关键领域,并在这些关键领域内制定目标,以便监测进展情况。

建议的关键行动领域是:

- 重要的致死原因：
  冠心病
  卒中
  癌症
  意外事件

- 导致大量疾病的原因：
  精神疾病
  糖尿病
  哮喘

- 导致死亡、损害健康和健康生活的因素：
  吸烟
  饮食和饮酒
  体育锻炼

- 有明确改善空间的领域：
  孕妇、婴儿和儿童的健康
  为身体残疾的人士提供康复服务
  环境质量

- 具有巨大潜在危害的领域：
  人类免疫缺陷病毒 / 艾滋病
  其他传染性疾病
  食品安全

以下的例子是为减少癌症而制订的目标：

- 到 2000 年，与 1990 年的数值相比，将 50~64 岁妇女（接受乳房 X 线检查的妇女人群）的乳腺癌死亡率降低 25%。
- 到 2000 年，把男性和女性的吸烟率分别降低到 22% 和 21%（分别减少 33% 和 30%）。

英国出台了一项针对全科诊所 50~64 岁妇女的全国乳腺普查运动，以下的数字提供了一些预期收益的指标（Austoker, 1990）：

对于在全科诊所注册的 2 000 名患者：

- 150 名妇女符合筛查条件
- 7~10 名可能需要进一步检查
- 2~3 名可能需要活检
- 1 人可能患有癌症

1990 年对全科医生提出了一项新的 NHS 合同（英国卫生部，1989）。从那时起，要求所有 NHS 全科医生为患者提供一系列的健康促进和预防活动。这些措施包括定期体检（例如，每年为 75 岁以上的老年人进行一次）和筛查（例如，对新注册的患者进行血压筛查）。此外，全科医生获得财政奖励，举办各种各样的促进健康的诊所，例如妇女健康诊所、糖尿病诊所、冠心病诊所等，以及使接受免疫接种和宫颈细胞检验的患者达到一定的目标水平。

1998 年，新政府制定了预防保健战略（英国卫生部，1998）。两个主要目标是：
- 通过延长公民的寿命和无病生活的年数，来改善全体人民的健康状况。
- 改善社会中最贫困人群的健康状况，缩小健康差距。

这取代了以前的政策，设立了明确的目标：到 2010 年（以 1996 年为基线）之前改善 4 个优先的领域。在报告中将这些目标描述为"艰巨的"和"具有挑战性的"，具体如下：
- 心脏病和卒中
  目标：至少降低 65 岁以下人群中心脏病、卒中及相关疾病三分之一的死亡率
- 事故
  目标：减少事故（这里的定义指那些涉及医院就诊或找家庭医生接诊的事故）至少五分之一的发生率
- 癌症
  目标：至少将 65 岁以下人群的癌症死亡率降低五分之一
- 心理健康
  目标：至少将自杀和不确定的损伤的死亡率降低六分之一。

所有这些因素都影响或要求，大量的全科医生采取广泛的预防措施。这反过来又会影响到他们更多的同行采取同样的行动。然而，重要的是不要强迫医生变成"健康警察"。

> 不幸的是……提供健康检查和筛查的费用，可能会产生为了实现人口覆盖率的额外费用，而不是鼓励以患者为中心的计划，随着时间的推移，根据个人的需要量身定制这些计划（Stott 和 Pill，1990）。

如果发生这种情况,存在以下危险:

> 当人口覆盖率变得比以患者为中心的照顾更重要时,每一次全科医生接诊的特殊潜力可能被严重滥用(Stott 和 Pill,1990)。

因此,至关重要的是,医生在从事诊疗和奉行潜在的预防措施时要保持一种平衡感。要求医生为患者提供适当的信息和建议,使他们能够自己选择行动路径(见第 8 章)。但是这对于医生而言将是完全不可接受的,因为他们试图强迫患者遵守政府宣布的专制的行为规范。

全科诊所:预防性照顾的最佳场所

全科医生被描述为"预防医学的关键人物"(Gray 和 Fowler,1983)。全科医学有首诊负责制、个体化、全面性和连续性的特征(见第 1 章),全科诊所拥有的这些特征使其成为提供有效的一级、二级和三级水平的预防性照顾的理想场所。包括以下内容:

多年来医患之间的接触频次

- 每年医患之间接触的平均数量为 3~4 次。
- 约 10% 的接触发生在患者自己的家中。
- 约 80% 的患者每年至少有一次就诊于他们的全科医生。
- 超过 90% 的患者每 5 年至少有一次就诊于他们的全科医生。
- 在英国,全科医生与他们的患者之间面对面的接诊,每天超过 100 万次。
- 78% 的患者固定找同一名医生就诊长达 5 年或更长时间。
- 42% 的患者固定找同一名医生就诊长达 20 年或更长时间。
- 相当少的患者终生固定只找同一家诊所就诊。

每次就诊都为采取有效的预防行动提供了机会,而家访提供了更多的机会。与同一患者及其家庭成员的反复接触提供了重复强化的机会。

对已注册人群的责任

超过 98% 的英国人口在国民健康服务体系中单独注册了个人的全科医生。因此,可以建立一个年龄—性别登记簿,这是一个按年龄和性别分类的全部诊所注册人员的索引。年龄 - 性别登记簿可用于确定全科医生的患者中有风险的人群——无论他们是否就诊。

还可以建立风险人群登记簿。适合纳入这类登记簿的是需要长期监护的患者，例如糖尿病患者、虐待儿童的受害者。

因此，拥有年龄 - 性别登记簿的全科医生是唯一有能力为患者群体提供预防性照顾的临床医生，并且他们能够接触到的患者，有可能不会自己主动就诊但可能有高风险。超过 80% 的诊所都有年龄 - 性别登记簿。

初级保健团队的贡献

在对诊所人群履行预防责任时，全科医生会得到初级保健团队其他成员的大力支持和协助（见第 1 章）。

团队的每一名成员都有一系列特定的职能，尽管健康随访员是唯一负责只提供预防服务的人，主要针对 5 岁以下人群及老年人。许多诊所雇佣的护士在慢病管理（三级预防）方面花费了相当多的时间，但团队的所有其他成员把预防和治疗的作用不同程度地结合在了一起。

医患关系的力量

由于全科医学的性质，全科医生和他们的患者之间往往形成了非常密切的关系（见第 5 章）。作为影响依从性的一种因素，医患关系至关重要（ Pendleton 等，1983 ）。关系越好，患者就越有可能遵从医生对于预防和治疗的建议。

事实上，已经表明：

> 成人可获得各种各样来源的健康信息，全科医生是最受信任的，他的建议具有最大的影响力（ McCron 和 Budd，1979；未发表 ）。

然而，需要坚决强调的是，全科医生的说服能力不是无限度的。如果患者已经做出了决定，并且不希望戒烟，医生再怎么劝说或哄骗也无法成功地改变这些情况（ Butler 等，1998 ）。

观察预防行为

由于预防活动可能的范围非常广泛，没有任何一个诊所能够承担或示范所有这些活动。因此,必须做出选择,这些选择将反映医生的兴趣和动机,以及他们的患者的需要。英国皇家全科医师学院(1981)推荐了一个机会性预防措施的长清单,其中最有价值的是:计划生育、产前保健、免疫接种、培育母子之间的联系、劝阻吸烟、检测和管理血压升高,以及帮助丧失亲人的人。这些活动在你的教学实践中进行到什么程度? 在你的教学实践中有哪些特别的预防方面的兴趣? 为什么会选择他们?

在你的诊所实习期间,你应该有足够的机会,为自己设定一些任务,并寻求更多问题的答案,如:

- 预防性照顾实施到多大程度
  a. 在接诊提供的一次机会的基础上?
  b. 对诊所人群的系统基础上?
- 如何使用年龄 - 性别登记簿进行预防?
- 如何进行免疫接种 / 宫颈细胞学检查?
- 参加产前检查门诊:通过产前检查发现哪些问题影响母亲和 / 或应该检查胎儿?
- 在工作中询问和观察健康随访员。健康随访员如何看待他们的角色?
- 观察和记录全科医生如何处理妇女口服一种避孕药。
- 你会如何建议焦虑的父母,为他们的孩子询问有关百日咳疫苗的问题?

要　点

- 预防性照顾包括促进健康和预防疾病。
- 它意味着预防、照顾和治疗的一体化。
- 我们目前的致死性和致残性疾病的解决办法是预防,而不是治疗。
- 全科诊所的设置为观察预防机会和实施预防行动提供了最佳机会。
- 临床医生,特别是全科医生,必须更积极地发挥他们在预防方面的新作用。
- 机会性的预防性照顾措施必须以个人能接受为目标,避免说教。

参 考 文 献

Austoker, J. (1990). Breast screening and the primary care team. *British Medical Journal*, 300, 1631.

Bartecchi, C. E., Mackenzie, T. D. and Schrier, R. W. (1994). The human costs of tobacco use (Part 1). *New England Journal of Medicine*, 330, 907–12.

Butler, C. C., Pill, R. and Stott, N. H. C. (1998). Qualitative study of patients' perceptions of doctors' advice to quit smoking: implications for opportunistic health promotion. *British Medical Journal*, 316, 1878–81.

Department of Health (1998). *Our Healthier Nation: A Contract for Health*. London: HMSO (CM3852).

Gray, J. A. M. and Fowler, G. H. (1983). *Preventive Medicine in General Practice*, p. 286. Oxford: Oxford University Press.

Grimshaw, J., Freemantle, N., Wallace, S. *et al.* (1995). Developing and implementing clinical practice guidelines. *Quality in Health Care*, 4, 55–64.

Hart, J. T. (1981). A new kind of doctor. *Journal of the Royal Society of Medicine*, 74, 871.

Health Departments of Great Britain (1989). *General Practice in the National Health Service: The 1990 Contract*. London: HMSO.

Hulscher, M. E. J. L., Drenth, B. B., Mokkink, H. G. A. *et al.*, (1997). Barriers to preventive care in general practice: the role of organizational and attitudinal factors. *British Journal of General Practice*, 47, 711–14.

Leicestershire Health Authority (1984). *Health Promotion, Health Education and Disease Prevention*. Addendum to the Strategic Intentions Document 1984–1994.

McWhinney, I. R. (1981). *An Introduction to Family Medicine*, p. 216. Oxford: Oxford University Press.

Morris, J. N. (1982). Prospects for health promotion. In *Progress in Health Promotion: United Kingdom and Abroad*. Leicester: Faculty of Community Medicine, Leicester University.

Pendleton, D., Tate, P., Havelock, P. and Schofield, T. (1983). *The Consultation: An Approach to Learning and Teaching*. Oxford: Oxford University Press.

Royal College of General Practitioners (1981). *Health and Prevention in Primary Care*. Report from General Practice no. 18 (plus three further reports relating to children, arterial disease and psychiatric disorders respectively). London: RCGP.

Royal College of General Practitioners (1982). *The Prevention of Arterial Disease*. Report from General Practice no. 19, London: RCGP.

Secretary of State for Health (1991). *The Health of the Nation*. CM1523. London: HMSO.

Speller, V., Learmonth, A. and Harrison, D. (1997). The search for evidence of effective health promotion. *British Medical Journal*, 315, 361–3.

Stott, N. C. H. and Pill, R. M. (1990). Advise yes, dictate no! Patients' views on health promotion in the consultation. *Family Practice*, 7, 125.

Sullivan, D. (1988). Opportunistic health promotion: do patients like it? *Journal of the Royal College of General Practitioners*, 38, 24.

Wilson, J. M. G. (1973). Screening for disease. In *A Companion to Medical Studies*. (R. Passmore and J. S. Robson, eds.), Vol 3/2, Chapter 76. Oxford: Blackwell Scientific.

第8章

在接诊时改变生活方式的一种系统方法：帮患者戒烟

Robin C. Fraser, Timothy J.Coleman

> ······患者讨厌医生对他们发号施令，让他们改变生活方式。对于那些不准备改变的人，以行动为导向的建议充其量是徒劳无益的，甚至可能会强化不健康的行为（Butler等，1998）。

前一章概述了健康促进和疾病预防的基本概念和原则，本章旨在说明它们如何应用于日常的临床实践，去改变患者的生活方式。这是因为现在许多致死的和致残的疾病，与不健康的生活方式直接相关，例如，饮食、体育运动、性行为、吸烟、酗酒和吸毒。因此，临床医生的作用是越来越多地帮助人们在生活方式上做出适当的改变，从而使他们生活得更健康、更长寿。我们打算详细考虑一个改变生活方式的话题，即戒烟，在试图鼓励患者对其他健康相关的生活方式做出改变时，临床医生可以采用它作为一种模式。

该模式将举例说明，任何与健康有关的生活方式改变过程涉及以下方面：
- 患者改变的动机有很大的不同
- 注意力应特别集中在有动机的患者
- 患者应该参与设定自己行为改变的目标
- 医生的建议应该基于可靠的证据，而不是未经证实的意见
- 通过审查（行为改变的）进展和强化来提供持续的支持，是生活方式成功改变的必要条件
- 医生的态度和风格直接影响着患者改变生活方式的成败

我们选择戒烟作为主题模式主要有两个原因。首先，戒烟是临床医生能够鼓励患者做出的最重要的行为改变，因为吸烟是导致过早死亡和残疾的主要危险因素，是可以改变的。其次，已证明全科诊所是患者就诊时通过机会性干预来影响戒烟的有效场所。

有一系列令人信服的证据表明吸烟有害：

　　……每 1 000 名年轻吸烟者中，就有 1 人被谋杀，6 人死于交通事故，250 人因吸烟而过早死亡（英国卫生部，1998 ）。

　　对 3.5 万名英国医生进行了 40 年的观察后，得出的结论是，在那些因吸烟而在中年死亡的医生中，平均预期寿命缩短 20~25 岁（Doll 和 Peto, 1994 ）。26% 的吸烟者死于肺癌，25% 死于心脏病，然而在英国，16 岁以上的人口中，仍然有 29% 的男性和 27% 的女性吸烟（英国人口普查和调查办公室，1994 ）。

　　显然，吸烟仍然是一个巨大的公共健康问题，需要所有临床医生在接诊吸烟患者时做出适当的反应（Coleman 和 Lakhani, 1998 ）。

　　全科医生可以做出特别的贡献，为患者提供有效的戒烟建议，因为研究表明，在全科医生建议戒烟的每 50 个吸烟者中，就有 2 个人会成功戒烟（Ashenden 等, 1997 ）。此外，从初级卫生保健团队（PHCT）的其他成员那里得到强化的戒烟信息，也同样表示有效。

接诊中的预防：一些重要的因素

　　临床医生的基本任务是认识到适当的预防机会，以一种易于接受的方式向患者传达信息，并提供持续的支持，以期说服患者改变他们的行为，过上更健康的生活方式。第 7 章（预防性照顾的接诊类别）概述了需要获得特殊的接诊能力。特别是在二级和三级预防工作中，在提供预防性建议之后有多大程度的改变，适当的行为改变取决于个人的健康信念和建议的来源。遵从建议往往与以下因素有正相关（Gray 和 Fowler, 1983 ）：

- 具体疾病的严重性
- 个体患者对特定疾病的易感性的认知
- 患者对一般疾病的易感性的认知
- 建议 / 治疗的有效性

　　也有越来越多的证据表明，在接诊中提出预防性问题时，患者要求医生表现出关怀和个性化的方法（Butler 等, 1998 ）。患者更喜欢他们的医生：

- 考虑到他们改变生活方式的接受程度
- 以尊重的语气讨论预防问题
- 避免说教

此外，研究表明，临床照顾的 4 个关键因素有助于成功的戒烟干预（Fiore 等，1996 ）。至关重要的是临床医生必须：

- 定期查明及记录患者吸烟习惯的信息
- 确定吸烟者戒烟的动机
- 熟悉简单有效的戒烟干预措施
- 准备通过持续的随访提供强化的干预措施，因为这提高了吸烟者试图戒烟的成功率

帮患者戒烟：一种系统方法

图 8.1 概述了帮助患者戒烟的一种实用而系统的方法。首先，必须确定吸烟者的身份，评估他们戒烟的动机，并与有戒烟动机的人协商确定一项以证据为基础的行动计划：这应该包括适当的随访。现在应该更详细地考虑这些步骤。

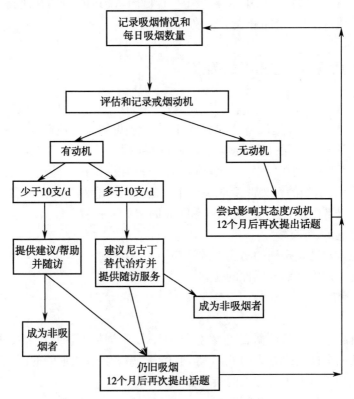

图 8.1 帮助患者戒烟：一种系统的方法

（改编自 Coleman 和 Lakhani，1998 ）

识别吸烟的患者

在一开始就确定就诊的患者是否吸烟，这是有益的也是明智的。作为检查患者病历记录的一部分，在每次接诊前（见第 3 章），应先确定是否记录了吸烟情况。如果病历中没有这样的信息，可以用临床线索来识别吸烟者；例如，衣服和／或呼吸中有烟草气味，或手指和／或牙齿被尼古丁染色。

在缺乏具体信息或线索的情况下，你必须直接（但敏感地）询问患者的吸烟习惯。许多有吸烟相关的健康问题的患者，包括孕妇，会希望吸烟的问题被提出来，而且许多患者更愿意将预防建议与他们就诊的具体原因联系起来（Stott 和 Pill，1990）。然而，仍然会有一些别的情况，例如：当患者可能不期望提到它时，你需要找机会提出这个话题。

然而，当你打算提出这个话题时，你应该记住，大多数患者认为"机会性的戒烟干预应该是共情式的，而不是说教，并以患者是一个独特的人为中心"（Butler 等，1998）。

然而，对于有些患者提出吸烟的问题是不合适的。这些人包括：

- 苦恼或不安的患者
- 绝症患者
- 在过去 12 个月内曾表示无意戒烟的患者

前两类人将有其他优先考虑的事情，并且很可能把吸烟视为他们最不担心的事情，吸烟甚至可能是他们仅存的一种乐趣。对于最后一类人，医生"仪式性的干预"可能会引起他们的反感，甚至会在实际需要戒烟时，阻止他们中的一些人寻求医疗建议（Butler 等，1998）。

识别有戒烟动机的吸烟者

图 8.2 概述了戒烟各个阶段的变化，说明吸烟者戒烟的动机存在很大差异（Di Clemente 等，1991）。至关重要的是，医生首先要查实吸烟者个人的动机阶段；然后，对戒烟的建议应该进行相应地调整。

处于前意向阶段的吸烟者（被称为"对立"群体）并不认为他们吸烟是一个问题，他们对戒烟不感兴趣，不太可能停止，因为医生告诉他们很多次了，戒烟信息已经饱和了，甚至可能吸更多的烟，来回应被告知戒烟这件事（Butler 等，1998）。因此，试图督促一位前意向者设定一个戒烟日期，是没有意义的，因为这些吸烟者缺乏采取必要行动的动机。此外，如今的患者似乎都完全认识到吸烟的危害,并认为是否尝试戒烟的决定取决于他们个人(Butler 等,1998)。此外,试图高谈阔论吸烟损害健康并有长期影响的耸人听闻的故事,对这些患者并没有意义。

因此,在接诊中,首先要确定吸烟者是否有意愿戒烟。如果回答是"不",不要追究这个问题(除了把真实情况记录在患者的病历里),但在间隔 12 个月后请考虑再次提议(见图 8.1),因为患者的观点可能发生了变化。与此同时,你可能想要尝试一项艰巨的任务,通过重点关注因咳嗽、咽痛等就诊的患者由于吸烟所造成的短期伤害,从而尝试鼓励那些没有动机的人培养他们对吸烟的消极态度。

应该针对的一个特定群体是吸烟者怀孕,因为这可能使她们更有动力去戒烟(Dolan-Mullen 等, 1994)。

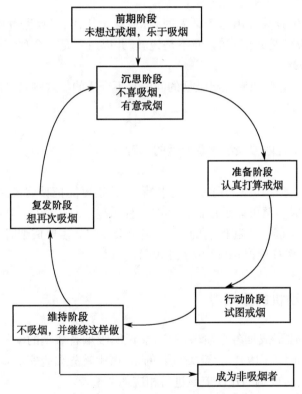

图 8.2　戒烟的变化阶段(改编自 **Di Clemente** 等, 1991)

确定吸烟者戒烟动机的强度

一旦你把吸烟者和非吸烟者区分开来，下一步就是确定每个吸烟者戒烟动机的强度，这样你就可以把精力集中在那些最有可能做出积极反应的人身上。不幸的是，没有一种完全可靠的方法可以准确评估吸烟者戒烟的动机有多大。然而，你的主要目标应该是确定那些处于"准备"阶段或"行动"阶段的患者（参见图 8.2），因为这些患者更有可能期待、乐于接受戒烟，并受到医生的预防性干预措施的影响。因此，与"前意向者"相比，你对这些患者群体花的时间更有可能获得好结果（Di Clemente 等，1991）。

因此，在接诊过程中，你应该问一些直接的问题："你对戒烟只是想一想吗？"或者"你真的打算尝试戒烟吗？"根据他们对这些问题的回答，吸烟者可以自行分类。对那些表示有认真戒烟意图的吸烟者，应该询问他们是否正在（或曾经）积极尝试戒烟，因为后面的这群人比前意向者更有可能实现戒烟（Di Clemente 等，1991）。

因为没有完全可靠的评估动机的方法，你需要在解释患者的答案时保持谨慎。特别要注意的是，有些患者会用短语回答有关他们吸烟的问题，比如"我不吸烟……我只抽卷烟"，"这只是一种习惯……我没有上瘾"，"我一天只抽 30 支"。这些患者降低了吸烟问题严重性的认识（Miller 和 Rollnick，1991），并且减少吸烟的人可能比其他人更缺乏戒烟的动机（Coleman，1998）。

协商、约定和实施戒烟行动计划

你现在应该已经确定并准备好，关注那些处于戒烟"准备"和"行动"阶段的吸烟者。这些患者可能认识到吸烟正在危害着他们的健康，也知道会对他们造成什么伤害。然而，如果你觉得（或患者暗示）需要更多关于吸烟有害的信息，那么做好提供这些信息的准备。

然后你应该与患者协商并达成一个行动计划。对于任何建议的干预措施的有效性，这应该基于科学证据的支持；因为如果仅仅基于个人的观点，那么医生建议患者改变他们的生活方式是不道德的。根据吸烟者自己的情况，争取与他们协商对个人戒烟达成具体的目标，那些觉得能努力控制自己去戒烟的人更有可能成功。鼓励吸烟者达到自己选择获得帮助后的目标，比只告诉他们该做什么更加有效。如果吸烟者乐意设定戒烟的日期，你应该约定一个具体的日期。然而，如果患者希望采取更温和的行动（例如，减少日常吸烟量、避免吸入或改用低焦油品牌），你应该在这方面支持他们，这样做是为了日后（但尚未指定具体日期）完全戒烟。无论患者同意什么样的行动计划，提供戒烟宣传单来加强行动计划是有用的，因为宣传单加强了口头建议的效果（Rusell 等，1979）。

你应该告诉患者，他们可能会经历身体上的戒断症状，如易怒和 / 或渴望吸烟（Lennox，1992），但要让他们放心，这些症状通常在大约 2 周内减轻（Mendelsohn 和 Richmond，1992）。通过向他们解释大多数已经戒烟 4 个月的吸烟者，不会重新开始吸烟，进一步鼓励你的患者（Marlatt 等，1988）。

许多患者担心戒烟会导致体重增加。你应该承认这是可能的，但不是不可避免的，并解释增加的体重平均小于 5 公斤（Fiore 等，1996）。然而，你应该建议他们在尝试戒烟期间不要试图严格节食，因为这可能会给他们带来太多的压力。任何减肥的尝试都应该推迟，直到患者确信不会重新开始吸烟。

应该将一个为期 8 周的尼古丁替代疗法（NRT），推荐给那些每天吸烟超过 10 支雪茄的有动机的吸烟者，它已经被证明将使成功率提高一倍（Silagy 等，1997）。在这方面，尼古丁贴片和尼古丁口香糖具有相同的效果。你也应该推荐给那些每天吸 10 支烟或更少的人，他们不会从 NRT 中受益，唯一的例外是那些特别担心可能增加体重的患者（如上所述）。强有力的证据表明，NRT 有助于延缓这类患者的体重增加（Fiore 等，1996），因此，可以建议他们使用 NRT，直到作为一位已戒烟者，他们觉得能够遵循体重控制的策略。

你应该一直对所有同意积极尝试戒烟的患者进行随访，无论是医生还是初级卫生保健团队的其他成员。这是因为吸烟者同建议他们戒烟的人接触得越多，他们就越有可能戒烟（Ashenden 等，1997）。随访允许你监测患者的进展，强化"戒烟信息"，并同意对行动计划进行任何适当的修改。持续的支持对于成功使用 NRT 也是必不可少的。

最后，你应该记住，吸烟者第一次尝试完全不吸烟是不同寻常的经历（Marsh 和 Matheson，1983）。如果复发，你应该保持宽容；如果患者仍然有动机进一步尝试戒烟，你应该表明准备提供连续性支持。

要　点

- 在发达国家，吸烟是导致过早死亡和残疾的主要风险因素。
- 因此，戒烟是医生能够鼓励和帮助患者做出的最重要的行为改变。
- 医生必须采取系统的方法来识别和帮助那些最有戒烟动机的人。

- 所建议的方法包括：识别吸烟者、将最有动机的戒烟者分类、进行协商、约定和实施一项行动计划（包括持续支持和强化），可作为其他主题进行生活方式行为改变的模式。
- 医生提出的生活方式改变建议应该基于可靠的有效证据，而不是未经证实的个人意见。
- 在提出预防性建议时，患者希望医生采取一种关怀的、个体化的方法——他们讨厌医生对他们发号施令，让他们改变生活方式。

参 考 文 献

Ashenden, R., Silagy, C. and Weller, D. (1997). A systematic review of the effectiveness of promoting lifestyle change in general practice. *Family Practice*, 14, 160–76.

Butler, C. C., Pill, R. and Stott, N. H. C. (1998). Qualitative study of patients' perceptions of doctors' advice to quit smoking: implications for opportunistic health promotion. *British Medical Journal*, 316, 1878–81.

Coleman, T. and Lakhani, M. K. (1998). Improving health promotion activity: a protocol for an audit of helping patients to stop smoking. In *Evidence-Based Audit in General Practice: From Principles to Practice* (R. C. Fraser, M. K. Lakhani and R. H. Baker, eds.), pp. 73–82. Oxford: Butterworth-Heinemann.

Coleman, T. (1998). Anti-smoking advice in general practice consultations: a description of factors influencing provision of advice and the development of a method for describing smokers' responses. MD thesis, University of Leicester.

Department of Health (1998). *Our Healthier Nation: A Contract for Health*. London: HMSO (CM3852).

Di Clemente, C. C., Prochaska, J. O., Fairhurst, S. K. *et al.* (1991). The process of smoking cessation: an analysis of precontemplation, contemplation, and preparation stages of change. *Journal of Consulting and Clinical Psychology*, 59, 295–304.

Dolan-Mullen, P., Ramirez, G. and Groff, J. Y. (1994). A meta-analysis of randomized trials of prenatal smoking cessation interventions. *American Journal of Obstetrics and Gynaecology*, 171(5), 1328–34.

Doll, R. and Peto, R. (1994). Mortality in relation to smoking: 40 years of observation in male British doctors. *British Medical Journal*, 309, 901–11.

Fiore, M. C., Bailey, W. C., Cohen, S. J. *et al.* (1996). *Smoking Cessation. Clinical Practice Guideline No. 18*. Rockville, MD: US Department of Health and Human Services, Public Health Service/Agency for Health Care Policy and Research (AHCPR) Publication No. 96-0692).

Gray, J. A. M. and Fowler, G. H. (1983). *Preventive Medicine in General Practice*, p. 268. Oxford: Oxford University Press.

Lennox, A. S. (1992). Determinants of outcome in smoking cessation. *British Journal of General Practice*, 42, 247–52.

Marlatt, G. A., Curry, S. and Gordon, R. (1988). A longitudinal analysis of unaided smoking cessation. *Journal of Consulting and Clinical Psychology*, 56, 715–20.

Marsh, A. and Matheson, J. (1983). *Smoking Attitudes and Behaviour*, pp. 118–126. London: HMSO.

Mendelsohn, C. P. and Richmond, R. (1992). GPs can help patients to stop smoking.

Medical Journal of Australia, 157(7), 463–7.

Miller, W. R. and Rollnick, S. (1991) *Motivational Interviewing: Preparing People to Change Addictive Behaviour.* New York: Guildford Press.

Office of Population Censuses and Surveys (1994). *General Household Survey 1992 (Series GHS, No.23, GB, Age 16+).* London: HMSO.

Russell, M. A. H., Wilson, C., Taylor, C. and Baker, C. B. (1979). Effect of GPs' advice against smoking. *British Medical Journal,* 2, 231–5.

Silagy, D., Mant, D., Fowler, G. and Lancaster, T. (1997). The effect of nicotine replacement therapy on smoking cessation. In: *Tobacco Addiction Module of The Cochrane Database of Systematic Reviews* (T. Lancaster, C. Silagy and D. Fullerton), updated 03 March 1998 (updated quarterly). Available in The Cochrane Library (database on disk and CD ROM). The Cochrane Collaboration; Issue 2. Oxford: Update Software.

Stott, N. C. H. and Pill, R. M. (1990). Advise yes, dictate no! Patients' views on health promotion in the consultation. *Family Practice,* 7, 125.

第 9 章

医学伦理

Robert K. McKinley, Pauline A. McAvoy

> ……所有的临床或专业决策都有其道德方面,因为道德像态度一样,是无处不在的(Downie 和 Calman,1994)。

伦理学是一门研究理性和道德过程的学科,目的是在面临相互冲突的选择时,确定最佳的行动方案。因此,它与人的性格和行为规则有关。医学伦理学是特别与医生的职业标准和行为相关的伦理的一部分。

医学伦理学不是一门现代学科。写于公元前 4 世纪(Johnson,1990)的希波克拉底誓言,是一个早期的尝试,确定了医生的责任和义务。它描述了他们对患者、老师和学生的责任。后来有关伦理声明的内容被修订和扩充,例如 1968 年的《日内瓦宣言》(*Geneva declaration*)(Johnson,1990b)和 1975 年的《赫尔辛基宣言》(*Helsinki declaration*)(Johnson,1990c)。然而,越来越多地出现了医生"扮演上帝"的机会和诱惑,例如,体外受精和"非凡的"生命维持技术,这些迫使医生前所未有地审视他们的职业价值和行为。然而,必须强调的是,伦理道德不只是医学领域内的那些工作者在关注。越来越多的日常决策引发了伦理困境,影响到所有医生,包括研究者、医院医生、全科医生还有负责行政管理的医生。因此,必须使所有医生具备必要的技能,使他们能够认识到最终将在他们的工作中遇到困境,以便他们能够分析这些困境,得出合理的结论并采取适当的行动。

可以采取多种方法向本科生介绍医学伦理学。我们的首选方法是帮助读者理解基本的和通用的伦理问题,然后可以使用一个"解决问题"的框架应用到具体的情况中。因此,本章将介绍基本的伦理原则,并说明在临床实践中如何应用这些原则。

卫生保健的基本伦理原则

在医学伦理学中,有 3 个基本原则是至关重要的(Thompson,1987):

- 正义（或公平）
- 对人的尊重
- 有利原则

正义（或公平）

此原则要求任何人不得因年龄、性别、种族、社会或经济地位而受到歧视。它确保弱者或易受伤害者（无论出于什么原因和在什么情况下）不会处于不利的地位。在这方面的正义涉及任何种类资源的公平分配，包括物质资源、专业知识或时间。它既不涉及惩罚也不涉及奖励。正义可以关注个人或群体；例如，为流浪者提供照顾或为贫困人口提供医疗服务。

对人的尊重

对人的尊重有 4 个相互关联的组成部分。

- **对自主权的尊重**意味着必须允许人们去控制自己的命运。即使一个人是无意识的或有智力障碍的，他不能行使这样的权利，是自主性降低了，但并不是没有。在这些情况下，照顾必须谨慎行事，以确保采取的行动代表了患者的利益，不会违反他们的已知的欲望或愿望。
- **知情同意**意味着个人必须有机会做出真正的决定，关于他们将要采取的或将代表他们采取的任何行动。此外，必须提供所有必要的信息来帮助患者做出决定。如果任何必要的信息被隐瞒，则不能告知同意。在医学中定义"必要的信息"是困难的。一些社会团体有责任向患者提供信息，包括所有关于治疗及其替代方案的效果和副作用。在英国，提供信息的责任仅限于"一个负责任的医务人员团体"（Gillon, 1986a）所能提供的信息，除非有与治疗有关的重大风险，否则患者应被告知该风险。获得知情同意的要求也是尊重自主权的一部分。
- **讲真话**与自主性和知情同意密切相关。由于缺乏相关信息，那些被欺骗的人会失去对部分生活的控制。因此，对正在讨论的行动方针进行许可，将不会有效。
- **尊重隐私权**意味着，向医生提供信息的那些人希望这些信息是保密的，或者继续私密地"拥有"信息。因此，在没有患者知情同意的情况下，通常不允许医生泄露这些信息，知情同意通常以书面形式告知。

有利原则

这被认为既包括对患者有益(有利原则),也包括不伤害患者(不伤害原则)。虽然这些概念是互补的,但它们也可能是矛盾的,但不能被视为是对立的(见下文)。Thompson(1987)拓宽了有利原则的概念,包括了告知和教育的责任。教育将提高患者的自我照顾能力,使有利的行为得以继续实施。

在某些情况下,这些原则可能会相互冲突,必须在它们之间取得平衡。例如,当考虑到治疗的益处和副作用时,就会出现有利原则和不伤害原则之间的冲突。有利原则要求医生做好事,而不伤害原则要求不造成伤害。如果建议的治疗可能会发生严重的不良反应,应该怎么做? 做好事的需要是否会凌驾于不做坏事的需求之上? 这些冲突的平衡将取决于患者、疾病的严重程度和可能出现的不良反应的频率。口服避孕药是一种极其安全的药物,但由于它通常是健康的女性服用,因此,在解决利弊之间的冲突之前,需要保持一种非常低水平的潜在不良反应。然而,在考虑脑动脉炎患者时,治疗老年患者(高血压、糖耐量受损、消化性溃疡)用高剂量类固醇药物有相当大的风险,这是可以接受的,因为这种治疗将预防严重的永久性残疾(失明)和治愈潜在的严重疾病。

伦理与情境

在临床医学中,伦理问题并不是孤立存在的; 医生和患者都需要被考虑到。

患者

应该主要考虑患者,而不是伦理的情境。每一种情况都是独特的,不可能对所有情况都用通用的解决方案。在上面关于有利原则和不伤害原则的讨论中,对这一点已经有所暗示。在免疫方面,与一个在拥有良好住房条件的职业家庭、没有呼吸疾病家族史的儿童相比,居住在贫穷和拥挤的住房中有哮喘家族史的儿童,感染百日咳和遭受长期伤害的风险更高。因此,关于是否应该进行免疫接种的争论结果,在每一种情况下都将是不同的。在出现伦理困境的所有情况下,医生都必须牢记这一点。

医生

在对一个健康问题的伦理分析中,虽然患者和他们所处的环境是最重要的考虑因素,但是医生也不应该被忽视。和患者一样,每个医生也有自己独特的价值观和经验,这是由他们的社会和文化背景决定的。这些都会影响所选择的协商解决方案,因此,协商解决方案必须考虑医生的个人价值观。相反,医生必须意识到这些价值观以及它们如何影响他们的决策,因为医生有责任确保患者不会因这些价值观而处于不利地位。

解决伦理问题

没有必要对一个问题进行一个 "正确" 的分析和决策。事实上,不同的解释可以阐明这一困境。例如,在考虑儿童的免疫接种时,正义原则将鼓励进行儿童免疫接种,因为它具有保护作用,并且有效和公平地利用资源。不伤害原则可能坚持认为,疫苗损害的风险是不可接受的,儿童不应接种疫苗。有利原则要求我们进行疫苗接种,以降低传染儿童后发病和可能死亡的风险。那么医生如何选择一种合适的分析和行动? Brody(1981)提出了一种伦理推理的方法,认为潜在行动中采取哪一种决策,取决于潜在行动的结果。第一步是确定存在一个两难的处境。这就要求:

- 在可能的行动方案中存在一个**真正的**选择;否则,就不可能存在困境。
- 相关人员必须对可能的行为或后果给予明显不同的评价。如果这些不同对相关人士或社会都无关紧要,那么这就不是伦理困境,而是个人偏好的问题。

下一步是描述可供选择的行动方案。为此,应考虑下列问题:

- 该做什么? (What?)
- 谁来做? (Who?)
- 声明适用的条件(When?)。

行动过程可以这样描述为:"对于任何一位妇女提出需求时(when),医生(who)应该提供终止妊娠的服务(what)。" 另一种行动过程可能是 "只有在母亲的生命因怀孕而受到严重威胁时(when),医生(who)才应该提供终止妊娠的服务"(what)。然而,我们并不是意味着每个困境只有两种选择;医学实践很少像这样直截了当!

对医生首选行动方案的评估,需要检查可能受其影响的人的结果以及违背医生的个人和职业价值观的后果。如果没有分歧,这种行动在道德上是可以接受的。但是,如果有分歧,则必须修改或拒绝提议的行动方案,并使用同样的标准审查备选方案。应以 3 项基本的伦理原则(公平、自主性和有利)作为准则,确保考虑到所有可能发生伦理冲突的主要领域。这种选择、检查、修改或重新选择和再次检查的过程,应一直持续到产生一个令人满意的行动方案为止。

这个审查、修改或拒绝和选择的过程,类似于第 3 章中描述的解决临床问题的假设 - 演绎方法。

与学生提出和讨论伦理问题,通常是根据已成为头条新闻的案例;例如,"Arthur 案例"(Gillon 1986b)、"Gillick 案例"(Johnson 1990d)、"Child B"(Price 1996)、体外受精或代孕。然而,在全科医生或医院医生的日常工作中,充满了需要识别和解决的伦理问题。

例 1

Smith 夫人是 4 个孩子的母亲,她最小的孩子 John 有 2 次没能去免疫接种诊所,因此被机会性地提供了白喉、百日咳和破伤风(diphtheria, pertussis and tetanus, DPT) 以及小儿麻痹症的疫苗接种。Smith 先生失业了,患有哮喘。夫妻两人都吸烟。Ryan 是最大的孩子(6 岁),患有哮喘和湿疹,John 和 Mary(第二个孩子) 都有湿疹。Smith 夫人拒绝接种百日咳疫苗,理由是她的姐姐有发热性痉挛病史,而且 Ryan 在接种 DPT 疫苗后也出现发热。

在理论上,有几个可能的行动方案;

1. 医生可以不顾父母的意愿,给所有的孩子接种白喉、百日咳、破伤风和小儿麻痹症的疫苗。

2. 医生可以尊重父母关于免疫接种的意愿。

3. 医生可以尝试对父母进行适当的教育,然后尊重父母对免疫接种充分知情的意愿。

免疫接种是一种有效和公平地使用资源的方法,它可以预防儿童和其他风险人群的发病率和死亡率(有利),同时可能产生一些轻微的副作用和罕见的严重副作用(有害)。尊重他人的原则是复杂的,因为 John 太小不能表示同意,因此他的父母必须允许他接受治疗。然而,有一位发热性痉挛病史的阿姨和一位接种疫苗后发热的兄弟姐妹并不是 DPT 接种的禁忌证。因此,Smith 夫人拒绝接种疫苗是基于一个错误的前提,但重要的是要认识到,她的拒绝并不是无效的。

关于选项 1,反对 Smith 夫人表达的意愿并给 John 接种的直接后果,是医生对 John 实施了一次攻击,这显然是孩子、家长、社会和医生所不能接受的。

因此,选项 1 只是一个理论上的选择,因为没有医生会认真考虑违背父母意愿为其孩子接种的行为。

接受 Smith 夫人的拒绝(选项 2)的后果是,John 感染百日咳的风险相对较高,并遭受长期的影响,因此不能获得所有有效的预防感染的保护措施,而感染可能对他造成伤害;另一方面,将避免接种后发生罕见的严重反应的风险。这些后果可能会被一些医生接受,但不是所有的医生。或者,如果医生试图向 Smith 夫人介绍真正的免疫接种禁忌及其相关风险和益处,并成功地获得她的知情同意,将会实现免疫接种的益处。提供给 Smith 夫人的信息必须正确,并且符合情境。

例 2

一位 29 岁已婚的会计师,苗条,身体健康,不吸烟,使用口服避孕药,要求进行宫颈细胞学检查。她没有宫颈癌其他危险因素的病史。在两年前,她做的最后一次涂片是正常的。不过,她从书中读到,服用避孕药的女性发展成宫颈癌的风险更高。她还听说,年轻女性可能会患上一种进展迅速的宫颈癌,只有进行比每 3 年一次筛查更频繁的检查,才能及早发现这种癌症。

尝试制定其他方法来应对这个问题,适当参考所涉及的伦理原则(参见本章附录)。

例 3

38 岁的电脑销售员 John Smyth 去看他的全科医生,诉说自己从国外开会回来后有几天排尿不畅。他和他的妻子 Sally 都是诊所的患者。他们已经结婚 5 年,并因不育接受过检查,但没有找到原因。检查证实存在衣原体感染。在接诊中,医生建议应该告诉 Sally,因为如果她没有得到正确的诊断、治疗和随访,她可能会遭受长期的伤害。John 坚持说他不想让他的妻子知道,因为他们的婚姻正处于困境,这可能是最后一根稻草。

再次尝试制定应对这一问题的替代方法,适当参考所涉及的伦理原则(参见本章附录)。

总结

所有医生都必须认识到,他们的工作发生伦理冲突的可能性越来越大。他们必须意识到,他们对困境的分析取决于个人对具体情况影响因素的权衡考虑。反过来,这又取决于个人的观点,这些观点将受到个性、专业、文化、宗教和政治价值观的影响。我们不认为能消除这些影响,但医生必须意识到这些是如何影响他们对任何情况的分析。医生的伦理价值观也必须具有正当性,医生必须时刻意识到,伦理判断必须基于每个病例的具体情况,做出的任何决策必须包括与患者或监护人进行的适当解释和协商。

要　点

- 医学伦理学的基本原则是正义、对人的尊重、有利原则。
- 医生的个人价值观将影响他们如何分析和应对伦理困境。
- 对于某种伦理困境,要求在可能的行动之间进行真正的选择,而重要的是这些行动之间的差异。
- 对伦理困境的一个令人满意的解决方案,其结果与医生、患者或社会的价值观不冲突。
- 患者必须充分参与任何(协商)解决的方案。

参 考 文 献

Brody, H. (1981). *Ethical Decisions in Medicine*, 2nd edn., p. 10. Boston: Little, Brown and Company.

Downie, R. S. and Calman, K. C. (1994). *Healthy Respect. Ethics in Health Care*, 2nd edn., p. 12. Oxford: Oxford University Press.

Gillon, R. (1986a). *Philosophical Medical Ethics*, pp. 116–17. Chichester: John Wiley & Sons.

Gillon, R. (1986b). *Philosophical Medical Ethics*, p. 1. Chichester: John Wiley & Sons.

Johnson, A. G. (1990a). *Pathways in Medical Ethics*, p. 20. London: Edward Arnold.

Johnson, A. G. (1990b). *Pathways in Medical Ethics*, p. 94. London: Edward Arnold.

Johnson, A. G. (1990). *Pathways in Medical Ethics*, p. 97–8. London: Edward Arnold.

Johnson, A. G. (1990). *Pathways in Medical Ethics*, p. 111. London: Edward Arnold.

Price, D. (1996). Lessons for health care rationing from the case of Child B. *British Medical Journal*, 312, 167–9.

Thompson, I. E. (1987). Fundamental ethical principles in health care. *British Medical Journal*, 295, 1461.

附录

对例 2 的处理建议

需要考虑的事项包括患者接受涂片的"权利",尊重患者及其意愿和自主权,在涂片"没有指征"的情况下重复涂片的公平性,以及进行这种涂片可能的好处和坏处。

可选的行动方案

1. 对于没有特别适应证需要更频繁的宫颈细胞学检查以及患宫颈癌风险较低的妇女,医生可拒绝为她们进行比每 3 年一次更频繁的宫颈细胞学检查。

2. 只要患者要求进行宫颈细胞检查,医生都可以进行检查。

如果要降低宫颈癌的发病率和死亡率,必须提议所有的妇女定期接受宫颈细胞学检查。更重要的是对所有妇女进行每 3 年一次的涂片检查,而不是对那些不合理要求检查的妇女(公平)进行更频繁的涂片检查。重要的是要避免频繁的、不必要的涂片检查,因为其中大量的涂片检查不太可能是异常的,这样实验室的服务就不会负担过重,而且关于异常涂片检查的报告也不会延迟(不伤害)。进行宫颈细胞学检验可以减轻患者的焦虑,令她安心。即使她在最后一次宫颈细胞学检查后,在可能性极低的情况下发现了宫颈癌,也可以早发现并早治疗(有利)。进行细胞学检查将保护医患关系(有利),但会鼓励不恰当地使用有限的资源(有害)。

医生决定采取何种行动方案将取决于他如何权衡这些后果。如果维持与患者的关系是最重要的,医生会接受第二个方案,并进行涂片检查。如果医生认为该患者的涂片会不必要地推迟其他妇女的检查结果,可能会拒绝这项要求。然而,这两种行动方案都不能满足医生的价值观。在这种情况下,可能的行动方案(1)也许可以修改为:

> "对于没有涂片适应证或宫颈癌风险较低的女性,医生可以拒绝
> NHS 每 3 年一次的涂片检查。"

这就提供了进行涂片检查的好处,并避免了第一种行动方案的不利之处,前提是患者有能力支付涂片检查的费用。然而,由于它取决于支付能力,这不能成为解决这一困境的一种通用办法。

对例 3 的处理建议

可选的行动方案

1. 医生可以确定他无能为力。

2. 医生可以建议 John 一定要告诉 Sally,这样她才能得到充分的诊断和治疗。

3. 医生可以同意 John 坚持保密,用托词来检查和治疗 Sally;例如,假装需要通过"更多的检验"来检查配偶的低生育能力。

4. 医生建议 John 告诉 Sally,他患了一种"轻微的感染",可能在性交过程中传播,Sally 需要接受检查,以确保她没有感染。

John 有权期望尊重他的诊断的保密性,不会泄露给任何人。应该告诉 Sally 真相,为什么要进行检查或执行治疗;否则,她的同意既不知情也无效,因此任何检查和治疗都将侵犯她的自主权。有利原则要求 Sally 得到及时的治疗,同时也要求他们的婚姻不会受到不必要的伤害。

如果医生决定什么也不做,Sally 可能会因为他的不作为而受到伤害。告诉 Sally 她可能患有性传播疾病的后果是,她将得到正确的诊断和治疗,她的自主权将得到尊重。但是,John 的自主权将被侵犯,并破坏 John 和 Sally、医生和 John 之间的关系。如果用托词对 Sally 进行检查,她的同意是无效的,因为做任何检查都将会是一种攻击;但 John 的自主权和婚姻将得到保护。关于轻微感染的"半真半假",仍然会侵犯 Sally 的自主权,而且,如果她患有衣原体感染,她不仅有权知道诊断结果,而且如果她询问的话,还有权知道这意味着什么。然而,这并不是要求医生告诉她关于 John 的不忠行为。

这个案例说明,在一个伦理困境中可能没有一个唯一的"正确"答案。

第 10 章

临床问题处理和患者管理：一些实践场景的挑战

Gary E. Aram, Robin C. Fraser

本章为你提供了一些实践的机会，便于自我测试对本书描述的接诊能力的熟悉程度。

本章的第一部分列出了你可能会在任何全科诊所遇到的各种典型临床场景。它们包含一系列问题，包括身体、社会和心理层面的问题，涉及不同年龄的患者。每个场景后面都有具体的问题，请你先回答这些问题，然后对比本章第二部分列出的答案。随着场景的进展，你将获得新的信息。因此，你在答完前一题之前不去阅读这些信息，这些练习会对你更有用。如果在答完题之前你阅读这些信息会影响你的回答，因为这些信息会将你的思维过程集中在一个具体的领域，这通常是一种不恰当的限制。我们提供的答案是为了表示处理特定场景的一种合理方法，但是它们并不是唯一的答案。

你将注意到，对于你要回答的各种问题，我们会要求你给出理由和解释。这是因为我们想鼓励你阐明你的推理过程，并测试你达到"正确的"行动和提出解决方案的能力。通过了解自己推理过程的优缺点，你将提高自己的能力来应对未来广泛的临床实践的挑战，这些挑战是你作为一名医生不可避免会遇到的。

场景 1 一位诉腹痛的 21 岁女性

Jan Matthews 是一名 21 岁的大学生。除了小病和假期的免疫接种，她很少去医院。今天她来诊所看起来很好，但是表现出担忧。她告诉你，她下腹部"断断续续的"疼痛已有几个月了，而且在上个月"变得更糟了"。现在它表现为"几乎一直在疼痛"。

问题 1

你最初的诊断假设是什么？解释一下你是怎么想到这些的。

问题 2

你想问什么问题来检验你的每一个假设？解释一下，这些问题对你可能有什么帮助。

场景 2　一位诉阴道分泌物的青少年

Foxton 夫人找你就诊，她与 16 岁的女儿 Melanie 相处有困难。Melanie 一直在外面待到很晚，以前的 3 个晚上在聚会上喝醉酒被带回家。你主动提出去见 Foxton 夫人和 Melanie，一起讨论这种情况，可是 Foxton 夫人不相信 Melanie 会同意。

3 个星期后，Melanie 来找你就诊，说阴道有分泌物。

问题 3

你最初的诊断假设是什么？解释一下你是怎么想到这些的。

问题 4

你想问什么问题来检验你的每一个假设？解释一下，这些问题对你可能有什么帮助。

（在继续进行之前，请先回答问题。）

Melanie 告诉你，上个月她经常和她 17 岁的新男友发生无保护措施的性行为。她的经期通常是有规律的，但现在已经推迟了两天。她以前没有性伴侣，也没有其他怀孕的症状。她的分泌物呈白色且发痒，阴道检查强烈提示念珠菌感染。

问题 5

在这次接诊时，你打算怎样应对 Melanie 呢？

（在继续进行之前，请先回答问题。）

一周后，Melanie 来找你看她的妊娠检查结果，结果是阴性的。

问题 6

你和 Melanie 确认一下结果。在这次接诊中，你们还将讨论哪些其他问题？

场景 3　一位持续发热的 18 月龄儿童

Shilton 夫人带着 18 个月大的女儿 Eve 来诊所，她告诉你，"Eve 生病已经 3 天了，流鼻涕和咳嗽。昨天晚上她根本没睡，因为她似乎在发热和疼痛。"进一步的病史采集没有提供更多有用的信息。

问题 7

你最初的诊断假设是什么？ 解释一下你是怎么想到这些的。

问题 8

你现在想做什么检查来检验你的每一个假设？ 解释一下，你选择的检查对你可能有什么帮助。

场景 4　一位气短进行性加重的退休绅士

你的下一位患者是 Charnwood 先生，是一位 66 岁的退休邮递员。他一生都很健康，很少去看医生。他告诉你，在过去的 6 周里，他的呼吸越来越急促。

问题 9

你最初的诊断假设是什么？解释一下你是怎么想到这些的。

问题 10

你想问什么问题来检验你的每一个假设？解释一下，这些问题对你可能有什么帮助。

（在继续进行之前，请先回答问题。）

从病史采集中，你可以了解到 Charnwood 先生的呼吸困难主要是由于体力活动引起，他的运动耐力已逐渐下降到 100m。最近他发现平躺在床上也有呼吸困难，现在他用 3 个枕头，但他没有发作性夜尿困难。他没有哮鸣音。除了膝盖有些疼痛，他之前一直很好，他认为这是由于他以前的职业引起的。药剂师给的布洛芬一直有助于缓解这种症状，没有引起任何消化不良的症状。在检查他的病历记录时，你注意到他 5 年前的血压值是 180/100mmHg。他被要求复诊以便更多的测量血压，但没有去测。没有其他重要的病史。

问题 11

你现在的假设是什么？解释一下你是怎么想到这些的。

问题 12

你现在想做什么检查来检验你的每一个假设？解释一下，你选择的检查对你可能有什么帮助。

（在继续进行之前，请先回答问题。）

在检查时 Charnwood 先生气色良好，休息时没有呼吸困难（每分钟呼吸频率 15 次），也没有贫血的临床证据。他的脉搏正常，每分钟 80 次。他的血压是 200/110 mmHg；有心脏增大的证据，但没有心脏杂音，眼底显示动静脉交叉压迫。胸部听诊显示双侧肺底细微的湿啰音。

问题 13

你现在的假设是什么？解释一下你是怎么想到这些的。

问题 14

在这次接诊中，你将如何管理 Charnwood 先生？

场景 5　一位哭泣的 5 周龄婴儿

Eaves 夫人今年 23 岁，已经和一名卡车司机结婚一年。她的第二个孩子 Ryan 是 5 周前出生的，没有妊娠的并发症。今天她和她的另一位孩子 Debbie（2 岁）以及 Ryan 一起来就诊。两个孩子看起来都很不整洁。Debbie 的尿布漏了，自从他们到达后，Ryan 就一直在他的婴儿车里哭。她要求你检查 Ryan，说："我觉得他最近几天都不好。"

问题 15

你最初的诊断假设是什么？解释一下你是怎么想到这些的。

问题 16

你想问什么问题来检验你的每一个假设？解释一下，这些问题对你可能有什么帮助。

（在继续进行之前，请先回答问题。）

你知道宝宝每隔 4 小时就能喂得很好，并没有特别的症状，但 Eaves 夫人告诉你,他似乎哭得很厉害。

问题 17

你现在的假设是什么？解释一下你是怎么想到这些的。

问题 18

你现在想做什么检查来检验你的每一个假设？解释一下,你选择的检查对你可能有什么帮助。

（在继续进行之前,请先回答问题。）

Ryan 看上去很好。当你触摸他的时候,他就会停止哭泣,没有异常的发现。当你向 Eaves 夫人解释这一点时,她承认自从分娩后就感到很抑郁、食欲缺乏、早醒、哭泣、失去兴趣、精疲力竭。她意识到自己无法应对,尽管她从她母亲那里得到了一些帮助。她丈夫主动提出请一天假,但她对此感到内疚。没有迹象表明会有任何风险伤害孩子或她自己。

问题 19

在这次接诊时,你将如何处理 Eaves 夫人的问题？

场景 6 一位诉腹痛的 7 岁儿童

Walters 夫人带着 Debbie 来找你看病。Debbie 是她 7 岁的女儿,你每年见她大约 4 次。她往常是一个健康但超重的孩子,主要表现为轻微的上呼吸道感染（upper respiratory tract infection, URTI）。Walters 夫人要求你给 Debbie 检查一下,因为在过去 4 周里,她几乎每天早晨都在抱怨腹痛。Debbie 看起来不太舒服。

问题 20

你最初的诊断假设是什么？解释一下你是怎么想到这些的。

问题 21

你想问什么问题来检验你的每一个假设？解释一下,这些问题对你可能有什么帮助。

场景 7　一位腰痛的 27 岁男性

Frank Shearsby 刚刚结婚，是一名 27 岁的砖瓦匠。他因腰痛找你就诊，这是在前几天工作时提重物后突然产生的。他平时身体很好，过去只有几次为小毛病找你就诊。检查发现：骶髂关节有压痛，但没有坐骨神经放射痛。诊断为单纯的背肌拉伤，并给予对乙酰氨基酚和可待因的混合物治疗。3 周后，他的病情没有明显改善。病史和检查结果仍然符合简单的背肌拉伤，你向他解释了这些。 Shearsby 先生担心病情可能会加重，于是问你能否把他转诊给一位专科医生。

问题 22

你认为是什么因素加重了 Shearsby 先生的担忧？

问题 23

你会如何回应 Shearsby 先生的转诊要求？
（在继续进行之前，请先回答问题。）

Shearsby 先生告诉你，他的一个同事工作时患了坐骨神经病，已经有 9 个月没有上班了，他最终需要做手术才能好转。

问题 24

在这次接诊中，你将如何处理 Shearsby 先生？

场景 8　一位计划结婚的 38 岁女性

Jennifer Sharnford 女士，38 岁，是一家全国性服装公司的销售总监。她只是偶尔去看医生，以前没有明显的病史。她计划在两个月后结婚，并期待着在肯尼亚和坦桑尼亚度过两周的蜜月。在此之后，她想要成家，但她认为自己首先"应该来做一次体检。"

问题 25

在本次接诊中，识别出最有用的预防性干预机会，并说明你将如何着手采取行动。

场景 9 一位"咳血"的 40 岁男性

Richard Whetstone 来看你。他是一位 40 岁的教师。他以前的身体很健康，已婚，有两个孩子分别是 10 岁和 13 岁。他说他的咳嗽持续了两周，但最近几天他"咳出了一些血"。

问题 26

你最初的诊断假设是什么？解释一下你是怎么想到这些的。

问题 27

你想问什么问题来检验你的每一个假设？解释一下，这些问题对你可能有什么帮助。

（在继续进行之前，请先回答问题。）

你知道 Whetstone 先生在咳嗽时伴有绿痰和发热。咯血呈暗黑色，已发生多次。昨天他有一次咯出大约 10ml 血。他每天抽 30 支烟持续了 20 多年。病史中没有其他显著的特征。

问题 28

你现在的假设是什么？解释一下你是怎么想到这些的。

问题 29

你现在想做什么检查来检验你的每一个假设？解释一下，你选择的检查对你可能有什么帮助。

（在继续进行之前，请先回答问题。）

检查显示右肺底有一些湿啰音。你决定预约一次胸部 X 线检查，显示了右肺门阴影，强烈提示肺癌。Whetstone 先生返回诊所，找你看 X 线检查结果。

问题 30

在这次接诊中，你将如何管理 Whetstone 先生？

（在继续进行之前，请先回答问题。）

你把 Whetstone 先生介绍给一位胸外科医生。发现这个病变是一种不能手术的、间变性的、未分化的肺腺癌。Whetstone 得知诊断结果后回到家中，与妻子和两个孩子团聚。

问题 31

列出现在和将来可能出现的问题。

场景 10　一位被建议切除子宫的 45 岁女性

Woodhouse 夫人 45 岁，是一名护理助理员。她虽然有点超重（身体质量指数 31.6），总体来说很健康，她每天抽 10 支烟。在过去的 3 年里，她一直遭受月经过多的痛苦。由于她的肥胖，进行检查很困难，但没有发现异常的情况。你决定给她转诊，接受检查和管理方面的建议。

Woodhouse 夫人上周见过妇科医生，现在又来找你就诊。妇科医生给她做了一次宫腔镜检查（医生告诉她这是正常的），建议她做子宫全切术，并把她列入了手术等候名单。但是你还没有收到门诊的信件。Woodhouse 夫人对你说："当我被告知需要切除子宫时，我有点惊讶。我的朋友有类似的症状做了子宫内膜切除术，自那以后一直很好，但妇科医生说这可能会失败，而且无论如何，她不会做这个手术。"

问题 32

在这个案例中出现了什么伦理问题？在这次接诊中，应该与 Woodhouse 夫人讨论哪些问题？

（在继续进行之前，请先回答问题。）

Woodhouse 夫人告诉你，她知道有很多选择，但她不想做子宫全切术。她觉得如果没有其他选择，她可以忍受自己的月经过多。考虑到家庭的各种责任，她发现做一次大手术很困难。她问你是否能"开一些有帮助的药"，或者把她转诊给一位可能考虑采用子宫内膜切除术的专家。

问题 33

在这次接诊中，你现在打算怎样对处理 Woodhouse 夫人呢？

场景 11　对一位 29 岁男性进行预防性照顾的机会

29 岁的 John Sutton 已经结婚 3 年了。执业护士在上周为新患者做检查之后,他第一次找你就诊。除了轻微的湿疹外,他之前一直很健康,他告诉你来就诊是想给他开出一种类固醇霜的重复处方。护士输入了下列数据:

职业	印刷工
家族史	父亲 55 岁患有心肌梗死
过敏史	无
吸烟史	每天 10 支,连续 10 年,
饮酒史	每周 6 单位
体重	体重质量指数 23
血压	130/80
尿液分析	葡萄糖和蛋白质都呈阴性
免疫接种	都是最新的疫苗

你确认他患有轻度湿疹,偶尔使用 1% 氢化可的松乳膏就能很好地控制。为此你开出了一张重复处方。

问题 34

在本次接诊中,识别出最有用的预防性干预机会,并说明你将如何着手采取行动。

问题的答案

场景 1（ Jan Matthews ）

问题 1

（你最初的诊断假设是什么？解释一下你是怎么想到这些的。）

预先诊断的解释

虽然这是慢性疾病,而且还在恶化,但不太可能出现严重的病理变化,因为尽管经历了几个月的疼痛,但她看起来还不错。如何去做？虽然她很少去看医生,但今天看起来很焦虑,这表明她要么是担心自己的症状,要么是发现这些症状开始干扰她的生活。她的年龄意味着她即将进入大学的最后一年,马上面临考试。因此,她的慢性下腹痛最可能的原因可能是生理上的（胃肠道或妇科方面）或心理上的。

假设

最有可能的	不太可能的
肠易激综合征	盆腔炎
焦虑状态	

肠易激综合征（irritable bowel syndrome，IBS）在年轻女性中很常见，并不严重，你会看到患者看起来很好。这种疼痛的性质是一种慢性复发性的疼痛，而且可以由于考试的压力而加重。

在她的生活中可能还有其他的烦恼，比如男朋友的问题，这可能会引起焦虑，导致表现为腹痛。她的腹痛本身可能引发了对严重潜在疾病的担忧，进而可能加剧了这种担忧。

盆腔炎（pelvic inflammatory disease，PID）可能发生在性活跃期的年轻女性，但你还不知道她的性生活史和任何有关的感染情况。

问题 2

（你想问什么问题来检验你的每一个假设？解释一下，这些问题对你可能有什么帮助。）

首先，明确腹痛症状的具体表现。这将明确它是否始终是相同性质的疼痛，尽管可能症状会加重。如果没有，你可能需要建立新的假设。

1. 部位伴或不伴放射性疼痛。广泛的（下）腹痛将支持 IBS 和焦虑。盆腔疼痛更支持 PID。这些都不可能表现为放射性疼痛的特征。

2. 性质。绞痛支持肠易激综合征，持续性疼痛支持焦虑，牵拉的、持续性疼痛支持 PID 的诊断。

3. 严重性。在 IBS 和焦虑患者中，这都很可能是非常不同的，IBS 的疼痛可能是轻微或中度的，而焦虑的疼痛则与焦虑的严重程度成比例。PID 的严重程度通常是轻到中度，虽然它可能近似一种急腹症，但很少发生。

4. 周期性。你已经知道症状的持续时间和进展情况。现在你需要在一天或一周内寻找引起变化的因素。与食物/进餐时间有关支持 IBS，增加压力的次数会加重焦虑引起的疼痛，而与月经有关的疼痛增加支持 PID。

5. 诱发、加重或减轻因素。患者是否意识到有任何的变化会激发疼痛的发作或加重疼痛？压力会加重或促发肠易激综合征和焦虑的疼痛，而排便可能减轻肠易激综合征的疼痛。性交会加重 PID 疼痛（深度性交困难），而与一个新伴侣发生疼痛的同时可能表明开始出现感染。

6. 相关的特性。交替出现便秘和腹泻等各种排便习惯的改变,伴有腹胀、肠胃胀气/肛门排气或直肠黏液支持肠易激综合征的诊断。焦虑的其他症状包括睡眠紊乱、心悸和食欲下降。全身性不适提示 PID,发热、月经周期改变或阴道分泌物进一步支持 PID。

7. 确认患者的担忧和今天来就诊的原因。她可能发现疼痛难以忍受,因为现在有持续疼痛。然而,可能会有一些潜在的担忧,如疼痛可能意味着什么,例如盆腔癌,除非患者提到,否则你不太可能强调。询问开放式的问题,例如:"你看起来很关注疼痛,有什么特别让你担心的吗？"

然后,寻找具体的相关特性是恰当的,与每一个假设相关的问题都值得考虑。在这样做时,你需要向患者说明你的具体的询问路径（信号）的原因,从而获得默认同意,可以继续进行。

IBS 被认为具有很强的心理因素。因此,你需要以适当的敏感性去探索心理问题及其影响。调查范围包括她的学业（记住她可能就要毕业考试了）、亲戚和伴侣。

这也有助于确定焦虑的潜在原因。如果这些症状没有出现,你需要特别询问关于焦虑的具体症状。

要诊断出 PID,你需要采集性生活史,包括以前和现在的伴侣,他们可能把她置于潜在的危险之中。她养成避孕（如果相关）的方法是很重要的,因为这是唯一提供保护屏障的方法,可防止发生 PID。

场景 2（Foxton 夫人和 Melanie）

问题 3

（你最初的诊断假设是什么？解释一下你是怎么想到这些的。）

预先诊断的解释

Foxton 夫人提示,Melanie 可能在性方面很活跃,喝醉时可能有不采取保护措施的性行为风险。不过,重要的是,没有 Foxton 夫人的允许,不能泄露患者隐私,不能把这件事告诉 Melanie。

因此,阴道分泌物的急性发作增加了性传播疾病的可能性,但我们仍应考虑阴道分泌物的其他感染原因。Melanie 可能还担心怀孕或性病的风险。

假设

最有可能的	不太可能的
1. 阴道炎	残留异物,如卫生棉条
（a）非性传播疾病:	生理上的
念珠菌病	入场券
加德纳菌病	
（b）性传播疾病:	
滴虫病	
衣原体	
淋病	
2. 怀孕	

　　念珠菌（最常见的阴道感染）和加德纳菌与性交没有特别的关系,但如果 Melanie 有性行为,其他 3 种情况必须考虑。

　　如果 Melanie 有性行为,你需要查明她是否使用避孕措施。避孕套可以为预防性病和怀孕提供一些保护措施,这取决于避孕套的正确使用,根据她母亲的叙述可能还有怀疑。怀孕或最近开始的性活动会增加正常的生理期出血量。

　　残留的卫生棉条并不罕见,可能是在她喝醉的时候插入并忘记了。

　　Melanie 可能担心自己染上性病或怀孕了,可能需要安慰。这也可能是一张入场券,引发讨论避孕的问题或者是她无法与母亲深入对话的亲子关系问题。

问题 4

　　（你想问什么问题来检验你的每一个假设？解释一下,这些问题对你可能有什么帮助。）

　　首先明确现在的主要症状。

　　1. 阴道分泌物的特征有助于区分不同的病因:

　　a. 念珠菌:白色,松软的奶酪状,发痒

　　b. 加德纳菌:灰褐色,有鱼腥味,发痒

　　c. 滴虫:大量的分泌物,呈泡沫状的棕绿色,恶臭味,发痒和疼痛

　　d. 衣原体:轻度分泌物和刺激性气味,可能无症状

　　e. 淋病:浅绿色,恶臭味

f. 妊娠：明显，但气味比正常生理期的分泌物要重

g. 残留异物：褐色，恶臭味

2. 持续时间。持续时间短（如 <2 周）会感染性病的可能性增加。如果只在她上次月经来潮后才出现，就有可能残留了一条卫生棉条。

3. 严重性。这只会轻微地弄脏她的内衣，还是她需要用卫生巾或卫生棉条？对于加德纳菌、滴虫、淋病或残留卫生棉条，预计会有更严重的分泌物排出。

4. 诱发、加重或减轻因素。在月经到来之前，生理性的分泌物会增加。

5. 相关的特征。念珠菌通常与瘙痒有关。加德纳菌和滴虫也可能与瘙痒有关。

6. 以前的病史。以前是否有过类似的分泌物病史？这常见于念珠菌感染。

根据对上述问题的回答，可能现在适合搜索与剩余假设相关的具体特征。

- 问 Melanie 是否用过卫生棉条
- 确认 Melanie 是否有性行为——如果是，确定：
  - 她的性行为，如定期同男朋友有性行为？她知道她伴侣的性病史吗？
  - 她是否使用避孕措施，如果她确实在使用避孕措施，那么具体的避孕形式？
  - 她是否有什么特别的担心或恐惧。

后一个问题将有助于评估性病或怀孕的风险以及她避孕的需求。

事实上，她出现的阴道分泌物将表明这些私密问题的相关性，只能在已经建立一种合理的密切关系之后，她们才能被敏锐的提问。在任何时候，你都不应该表明你事先从她母亲那里已经获得信息，因为这将破坏任何信任的关系并打破保密的要求。

如果 Melanie 已经有性行为（尤其是她使用了一种不可靠的避孕方法，或者根本不用任何措施），你需要核实她的末次月经（LMP）和正常月经周期来评估怀孕的可能性。如果她的月经周期延迟，应查找其他怀孕的症状，如乳房压痛、恶心或尿频。

最后，重要的是给 Melanie 一个机会，讨论她今天来就诊的其他问题，比如避孕的需求或者人际关系问题。她的表达可能是受到某个人同理心反应的鼓励，这种人能理解她的需求并且愿意把她当作一个成年人来倾听。

问题 5

（在这次接诊中，你打算怎样应对 Melanie 呢？）

使用 RAPRIOP 框架来建立你的管理方案。

1. 安慰和解释。告诉 Melanie，她可能得了"念珠菌阴道炎"，这是一种常见的、不严重的感染，不会通过性行为传播，而且很容易治疗。

2. 讨论早孕的可能性和她对此的态度，解释她的月经被推迟并非是不正常的，尤其是如果她一直担心自己有怀孕的风险。尽管如此，考虑建议给她安排一次妊娠测试作为防范措施是明智的。

3. 建议。讨论性传播疾病的风险和她避孕的需要。首先检查她的理解水平，并适当地告知她，注意不要表现得像一个"家长"那样，去说告诉"孩子"应该如何去做。提供安全性行为和避孕套的使用建议。她还需要一种口服避孕药吗？如果需要，首先要排除偏头痛、血栓形成和高血压等禁忌证，并检查吸烟的情况。

4. 处方。开一张处方，在晚上将克霉唑栓 500mg 插入阴道，或口服抗真菌药物，如氟康唑 150mg。如有要求联合使用口服避孕药，如敏高乐 30 口服避孕丸，可以现在或在后续随访时给她开处方，如妊娠测试呈阴性，可在她下一个月经期开始时再给她。

5. 检查。安排一次妊娠测试检查。

6. 观察。安排回访，给 Melanie 看她的检查结果。

7. 预防。Melanie 需要做子宫颈细胞学检验，但这最好留到下次复诊时再做。Melanie 还在考虑怀孕的可能性，因此不大可能集中精力听取别人的意见。

问题 6

（你同 Melanie 确认一下结果。在这次接诊中，你们可能还讨论哪些其他问题？）

- 为她的男朋友、父母或同伴的情感问题提供帮助。鼓励 Melanie 和她母亲交谈，但要注意不要泄露私密的信息。
- 如果她吸烟，提供戒烟的建议，尤其是她如果要开始口服避孕药。你需要向她解释其中的风险。如果她愿意戒烟，让她知道她可以通过拜访执业护士来获得支持。如果她开始口服避孕药，你将有机会在对她随访时评估使用的情况。
- 如果出现了适当的机会，关于毒品使用的问题也许值得一问。然而，重要的是在一次接诊中不要试图处理太多的问题，这样有损害医患关系的风险。
- 安排她 3 个月后来随访，如果开了口服避孕药的处方，可以评估使用的进展情况。

场景 3（Shilton 夫人和家人）

问题 7

（你最初的诊断假设是什么？解释一下你是怎么想到这些的。）

预先诊断的解释

这是一种急性疾病，根据似乎出现的发热和呼吸道症状，可能是感染导致的。你认为母亲很担心，因为 3 天后 Eve 的情况越来越糟，所以她现在很痛苦、身体明显不舒服。

假设

最有可能的	不太可能的
上呼吸道感染（URTI）	下呼吸道感染（lower respiratory tract infection, LRTI）
中耳炎	脑膜炎

病史提示最初的 URTI 有可能发展为中耳炎或 LRTI。

中耳炎经常会引起疼痛，而下呼吸道感染不会，应该注意的是 Shilton 夫人将 Eve 的症状解释为与疼痛有关。Eve 的呼吸没有任何困难，这又减少了发生下呼吸道感染的可能性。

脑膜炎并不常见，但重要的是不要漏诊，因为在这个年龄段它可能不会出现经典的特征。它很可能在上呼吸道感染之后的几天内出现，记住，Eve 现在是不舒服。

问题 8

（你现在想做什么检查来检验你的每一个假设？解释一下，你选择的检查对你可能有什么帮助。）

首先进行全身检查，然后检查咽喉、耳朵、肺部，检查颈强直、畏光和皮疹。

常规检查

Eve 看起来生病了吗？她是否昏昏欲睡、易怒或者痛苦不堪？如果她是，你更有可能考虑脑膜炎。体温升高可能是中耳炎、下呼吸道感染或脑膜炎的体征。心动过速是一种非特异性的体征，但它提示发热或更严重的疾病。

具体检查

为了证实或反驳你的假设，现在应该按照孩子感到最不安的顺序进行具体的检查。

应注意畏光和颈强直，但在这个年龄的脑膜炎病例中并不总会出现。必须检查脑膜炎球菌败血症的皮肤瘀斑，但要注意病毒感染时出现非特异性皮疹的可能性。

呼吸频率加快，可能与使用辅助呼吸肌有关，能支持下呼吸道感染的诊断。出现肺部的下呼吸道感染时，胸部叩诊音减轻，听诊可闻及湿啰音。如果是细支气管部位的下呼吸道感染，就会听到干啰音。

鼓膜红肿、向外膨出，可确诊为中耳炎。

寻找扁桃体和颈前淋巴结的病变，然后检查咽喉部的炎症，是否伴有扁桃体渗出物和鼻后滴流的迹象，再确诊上呼吸道感染。

场景 4（Charnwood 先生）

问题 9

（你最初的诊断假设是什么？解释一下你是怎么想到这些的。）

预先诊断的解释

由于 Charnwood 先生很少生病，也很少来看病，因此必须特别注意他。在这个年龄的男性中，最有可能发生亚急性、进行性呼吸困难的系统是心血管系统，但不太可能是呼吸系统和造血系统。

假设

最有可能的	不太可能的
左心衰竭的原因：	缺铁性贫血
a. 缺血性心脏病	哮喘
b 高血压心脏病	

最有可能的心血管疾病的原因是缺血性或高血压心脏病导致左心衰竭，但 Charnwood 很少去看医生，可能患有未确诊的高血压。6 周以前发生的一次（无症状）心肌梗死（Ml）也需要考虑。

贫血可出现超过 6 周的进行性呼吸困难；然而，需要寻找任何引起贫血的原因。Charnwood 的病例中最可能的原因是胃肠道的隐性失血（例如，未确诊的肠道病变或胃溃疡 / 十二指肠溃疡,这可能是由于自我用药治疗所致）。

迟发型哮喘也是一种可能,虽然它通常表现为咳嗽,伴或不伴喘息,并且通常有以前的（间歇性）发作病史。

慢性呼吸道疾病,如慢性阻塞性肺疾病和纤维性肺泡炎,但在以前身体健康的男士身上,有如此短的病史是极不可能发生的。如果他以前有过呼吸困难,这肯定会影响他作为邮递员的工作,使他在更早的时候就诊。

问题 10

（你想问什么问题来检验你的每一个假设? 解释一下,这些问题对你可能有什么帮助。）

首先要明确目前的症状,即气短。

1. 持续时间。你知道它已经持续 6 周了,而且病情正在加重。

2. 发病情况。它是突发的,能支持（静息性）心肌梗死的诊断,或者与环境变化有关,例如退休后养了一只新宠物。从一开始更渐进式的发作会支持你的其他假设。

3. 严重性。你已经知道情况越来越糟了,但你应该查证他的运动耐力。存在发作性夜尿困难将支持严重的左心衰竭。

4. 周期性。是连续的还是间歇的? 如果是后者,什么时候会发生? 哮喘是我们的假设中唯一每天的发作都有显著差异的假设。

5. 诱发、加重、缓解因素。所有的假设都会因运动而恶化。休息可以缓解左心衰竭和贫血,而哮喘则不能。（端坐呼吸）平躺会加重左心衰竭,坐起来则会减轻左心衰竭。哮喘可能由轻微的呼吸道感染、冷空气或接近宠物引起。

6. 相关的特性。粉红色的泡沫痰可支持左心室衰竭的诊断,如果病情严重,可出现右心室衰竭引起的踝关节水肿。缺血性心脏病几乎总是伴随着胸痛,而静息性心梗可能发生在老年人。贫血的其他症状包括疲劳。出现干咳或喘息会支持哮喘,而与新宠物相关的症状会更有力地支持哮喘。

现在你需要搜索具体的特征来支持或反驳你的假设。

- 查一下 Charnwood 先生的病历记录,看看有没有血压升高的记录。
- 他是否有以前未告知的相关病史?
- 是否有缺血性心脏病、脑血管疾病、高脂血症或糖尿病的家族史来支持缺血性心脏病? 有吸烟史也支持缺血性心脏病的假设。
- 有病史表明失血是贫血的原因吗? 如果有任何直肠明显出血或呕血症状,你会以为 Charnwood 先生会提到这一点。然而,如果你告诉他,你为什么要问与胃肠道有关的问题（否则这些问题就显得无关或令人担忧），他能够帮你寻找线索（信号）。

- 是否有消化不良、使用非甾体类药物或过量饮酒的病史来支持消化性溃疡？如果是这样，要确定他是否有黑色大便，这表明他失血过多。

问题 11

（你现在的假设是什么？解释一下你是怎么想到这些的。）

假设

最有可能的	不太可能的
左心衰竭由于：	缺铁性贫血
a. 高血压病	
b. 缺血性心脏病	

一次血压升高的读数不能诊断为高血压，但由于年龄相关性动脉粥样硬化，它现在的血压很可能更高。因此，Charnwood 可能多年来患有未经治疗的高血压，导致发展为左心衰竭。左心衰竭的呼吸困难在用力后更加恶化，尽管没有发作性夜尿困难或粉红色泡沫痰，但有端坐呼吸发作史。

没有支持缺血性心脏病的胸痛病史，但仍不能排除静息性心肌梗死。

仍然有可能是一种贫血，特别是考虑到他使用非甾体消炎药。失血可能是隐性的，但没有消化不良史。心血管系统将能够代偿一段时间内的逐渐失血，从而可能会忽视不明确的症状。

你可以排除哮喘，因为呼吸困难已逐渐进展超过 6 周，哮喘与端坐呼吸无关。此外，没有咳嗽或喘息等呼吸道症状的支持。

问题 12

（你现在会用什么方法来检验你的假设呢？解释一下你的检查项目对你有什么帮助。）

先做一次常规检查。

患者呼吸困难出现在休息时还是在说话时？他看起来生病了吗？如果是这样，病得很严重了。发绀的出现提示严重左心衰竭；然而，如果贫血，不太可能是发绀。检查贫血的临床症状，寻找苍白的黏膜、结膜、手掌皱褶和甲床。如果是缓慢出现的贫血，可能有舌炎或甲沟炎的证据。

你现在应该寻找明确的临床症状来证实或反驳你的假设。

检查脉搏次数和节律。你会发现窦性心动过速。高血压心脏病和缺血性心脏病可引起各种心律失常,最常见的是房颤(经桡动脉的脉搏短绌证实)和室上性心动过速。偶尔可能发生心室传导阻滞。

测量血压。如果升高：

1. 判断是否存在心脏肥大(一个重要的预后体征),如果存在,则听诊是否伴有瓣膜病变,如二尖瓣关闭不全

2. 检查眼底是否有高血压性视网膜病变。

检查呼吸频率,以进一步评估严重程度,并协助监测进展。听诊细微的(通常为双侧)肺底湿啰音,作为左心衰竭引起肺水肿的证据。

(无右心竭病史,因此检查踝关节水肿、肝肿大和颈静脉压升高是不合适的。)

如果有证据表明贫血是由胃肠道失血引起的,应检查腹部和直肠的肿块和 / 或检查者手套上的黑色大便。

问题 13

(你现在的假设是什么？解释一下你是怎么想到这些的。)

假设

最有可能的	不太可能的
高血压心脏病引起的左心衰竭	缺血性心脏病导致左心衰竭

Charnwood 先生的血压明显升高。据推测,他长期患有高血压,导致心脏肥大和左心室肥厚。双侧肺底部的湿啰音支持存在左心衰。他由于高血压心脏病而患有静息性心肌梗死,这也有可能证明左心衰。由于没有贫血的临床症状,这个假设可以被舍弃。

问题 14

(在这次接诊中,你将如何管理 Charnwood 先生？)

使用 RAPRIOP 来构建你的管理内容。

1. 安慰和解释。使用他能理解的语言,向他解释他血压升高了,这是"心脏紧张"。结果,一些液体聚集在他的肺部,使他无法呼吸。让他放心,你可以控制他的血压,清理多余的液体,使气喘缓解。

2. 建议。他应该休息,避免平躺,直到他的症状通过治疗开始改善。低

盐饮食会有所帮助。

3. 处方。血管紧张素转换酶（ACE）抑制剂,例如：赖诺普利最初每天 2.5mg,在 2~4 周内增加到每天 5~20mg 的维持剂量,将降低他的血压和改善他的左心衰竭。他应该被告知低血压效应的风险。也可以使用循环利尿剂,如每天 40mg 呋塞米,但要注意会使降压作用增强。

4. 转诊。在此阶段不会提出转诊。

5. 检查。心电图可以证实心室肥厚,排除先前的心肌梗死。胸部 X 线可以证实心脏肥大和肺水肿,尽管超声心动图是证实心脏肥大的首选。检测尿素氮和电解质以排除肾衰竭,因为要准备使用 ACEI。

6. 观察。在 1~2 周内复查病情进展（包括血压）,检查药物副作用,复查检查的结果并考虑增加治疗。如果 Charnwood 先生的症状有任何恶化,建议他早点去就诊。

7. 预防。虽然你已经好几年没有见到 Charnwood 先生了,但在这次就诊中考虑预防性照顾的各个方面是不合适的。因为你已经有相当重要的信息要传达,如果有更合适的预防机会时,你会随访他。（如果 Charnwood 先生是个有名的烟民,必须建议他戒烟。）

场景 5（Eaves 夫人和家人）

问题 15

（你最初的诊断假设是什么？解释一下你是怎么想到这些的。）

预先诊断的解释

在接诊过程中可能需要考虑社会和心理因素的影响。Eaves 夫人第一次怀孕是在 20 岁左右,但你不知道 Eaves 先生是不是孩子的父亲。婚后不久,她又怀孕了。作为一名卡车司机,她的丈夫可能经常在外工作,因此可能很少给予家庭支持。现在看来,Eaves 夫人不能完全照顾好自己和孩子。她分娩后才 5 周,而她还处于恢复之中。

我们应该问自己的第一个问题是,谁是患者？是 Eaves 夫人还是 Ryan？

尽管如此,对 Ryan 的需求应该敏锐地作出初步的反应,在此期间,你将能够了解 Eaves 夫人的心理和身体健康的一些状况。

假设

1. Ryan 作为患者

最有可能的	不太可能的
身体上的疾病,例如: – 上呼吸道感染(URTI) – 胃肠炎 – 喂养困难	下呼吸道感染(LRTI)

2. Eaves 夫人作为患者

最有可能的	不太可能的
不能应对	产后抑郁症

你必须首先考虑是一个身体问题,因为这可能有严重的影响。喂养问题在这个年龄段很常见,而 URTI 或胃肠炎是最有可能感染的问题。然而,更严重的原因可能需要排除,如肺炎。

看起来,Eaves 夫人是不能应付。她可能忽视了照顾自己和孩子们(通过 Debbie 的尿布漏了,并且她没有回应 Ryan 的痛苦可以证明)。她的丈夫可能无法提供重要的支持,而你不知道有没有来自亲戚或朋友的额外支持,这将会加剧这种情况。此外,Eaves 夫人的身体状况可能不足以应对一个 5 周大的婴儿和另一个年幼的孩子。

需要考虑产后抑郁症,因为它是严重的,并带有相当大的风险,要么自我伤害(自杀),要么伤害儿童。这次接诊可能表示了 Eaves 夫人的一次呼救。

问题 16

(你想问什么问题来检验你的假设? 解释一下这些问题可能对你有什么帮助。)

首先,请 Eaves 夫人解释一下她的意思是什么,"我不认为他最近几天一直都好",因为这将使你产生更具体的诊断假设,并帮助你评估 Ryan 的身体是否有不适。这也可能给 Eaves 夫人一个机会,表达她一直对 Ryan 或她自己的任何恐惧或担忧。它也让你了解 Eaves 夫人的心理状态。

如果她的孩子拒绝进食、无精打采或持续易怒、哭泣,你需要关心。是否有特定的特征来提示一个具体的诊断? 有发热可以支持是感染吗? 咳嗽会支持 URTI 或 LRTI 感染。流鼻涕提示 URTI,呼吸急促提示肺炎。呕吐和腹泻支持胃肠炎的诊断。

另一方面,如果 Ryan 对喂养感到满意,而且没有任何特定的症状,那可能是他吃得不够，如果他是母乳喂养，这就更难评估了。回顾一下他的体重增加情况，将有助于证实这一点。

如果 Ryan 没有表现得不太舒服，然后就可以对 Eaves 夫人的情况进行探查了。她认为自己应对得来吗？她能得到什么社会支持吗？根据她的反应，可适当敏感地问她对孩子的态度。感觉她对他们有攻击的可能性，或者害怕她会伤害他们吗？

食欲不振、情绪低落、哭泣和睡眠障碍，例如清晨早醒，都是产后抑郁症的表现。如果怀疑抑郁症，必须检查她自杀/杀人的意念。

问题 17

（你现在的假设是什么？解释一下你是怎么想到这些的。）

假设

最有可能的	不太可能的
母亲的问题：不能应对	母亲的问题：产后抑郁症
	Ryan 的身体疾病，如 URTI

现在不太可能是喂养问题。Ryan 似乎很好（除了他的哭泣），身体疾病的可能性较小，但仍不能排除。然而，严重的身体疾病几乎被排除在外。

现在更有可能的是母亲的问题，因为这将导致对 Ryan 缺乏关注。

问题 18

（你现在会用什么方法来检验你的假设呢？解释一下你的检查对你有什么帮助。）

你需要做一次常规检查来确认 Ryan 的身体状况良好。让 Eaves 夫人给他脱衣服，观察她对他的行为，以评估是否有任何证据表明没有足够的母爱。

在处理问题时 Ryan 能安静下来吗？他看起来好吗？Ryan 是不发热吗？如果是这样，很可能不是严重的疾病。

通过观察脱水的体征来确认 Ryan 的饮食是否充足。凹陷的囟门或眼眶，干燥的口腔和失去皮肤充盈会证实这一点。

如果 Ryan 看起来不错，你应该检查一下他是否有被虐待的迹象。

令人惊讶的是，如果 Ryan 确实表现出身体疾病的迹象，你就需要重新排列组合你的假设，或者提出新的假设。

问题 19

（在这次接诊中，你将如何处理 Eaves 夫人？）

Eaves 夫人有抑郁症的六个核心症状，这些症状已经持续了两周多。这证实了临床抑郁症的诊断。管理应以 RAPRIOP 模式为基础。为了确保依从性，与 Eaves 夫人协商管理计划非常重要。

1. 安慰和解释。同意 Eaves 夫人的观点，她现在情绪相当低落。你解释说她患有产后抑郁症，这是很常见的疾病，考虑到她要应付所有的事情，这也并不奇怪。让她放心，在这个阶段寻求帮助是对的，但治疗是需要的，在"大约几周"后应该会让她开始感觉好些。

2. 建议。告诉她，如果她的丈夫能在接下来的几周内休假，在治疗开始时提供支持，情况会更好。或者，其他家人或朋友还能提供潜在的帮助吗？希望通过把这一部分建议列入你推荐的管理计划中，你能减轻她的负罪感，并允许她请求帮助。

3. 处方。使用一种抗抑郁药。如果 Eaves 夫人是母乳喂养，三环类抗抑郁药物没有公认的禁忌证（例如，阿米替林逐渐增加到每天 150mg）；其他药物，选择性血清素再吸收抑制剂按照规定使用（氟西汀每日 20mg）。如有处方，告知 Eaves 夫人阿米替林的常见副作用，例如便秘、口干及视力改变；使用任何一种抗抑郁药物的治疗都可能至少需要 6 个月时间，而且规律用药的依从性很重要。

4. 转诊。请健康随访员打电话是合适的，以便检查其他领域可能需要解决的实际问题。能处理诊疗问题，审查社会支持的需求，讨论关于儿童保健的建议。在这个阶段转诊给精神科医生是不合适的。

5. 观察。在一周内安排产后随访，审核有关情况的进展，能提供精神支援。重要的建议在这个阶段不会看到明显的改善。

6. 预防性照顾。在这个阶段不适用。

场景 6（Walters 夫人和家人）

问题 20

（你最初的诊断假设是什么？解释一下你是怎么想到这些的。）

预先诊断的解释

儿童腹痛很常见，通常没有严重的潜在生理原因。Debbie 看起来很好，这将支持一种不严重的病因，但 Walters 夫人似乎很担心，你需要检查她的焦虑。它更有可能是潜在的心理原因，因为疼痛只在早上发生。

假设

最有可能的	不太可能的
焦虑	入场券
便秘	尿路感染

　　疼痛只发生在早晨,孩子在其他方面都很健康,这一事实表明有一种回避的策略。也许 Debbie 在学校有问题,这可能与她的体重问题被嘲笑有关。家庭也可能有问题引起焦虑。

　　便秘是一个普遍的问题,特别是如果饮食习惯不好(Debbie 超重,使人联想到)。这会导致其他方面正常的儿童出现间歇性腹痛,但不太可能只发生在早晨。

　　尿路感染在儿童中并不常见,但可表现为不明确的和其他方面无法解释的腹痛,没有特定的尿路症状。如果不能确诊,可能会导致永久性的肾脏损伤。

　　你需要弄清楚为什么 Walters 夫人等了 4 周,才带 Debbie 去看医生。她担心的是一个特殊的问题吗? 比如:可能有一个亲戚提到过的"异常阑尾"。她是否想讨论另一个问题? 比如婚姻问题,她觉得 Debbie 已经意识到了这个问题,她认为这可能是造成她疼痛的原因。

问题 21

　　(你想问什么问题来检验你的假设? 解释一下这些问题可能对你有什么帮助。)

　　你需要从明确现在腹痛的症状开始。你应该先征求 Walters 夫人的意见,然后再征求 Debbie 的意见,此时 Debbie 在接诊中应该感到更自在,更乐于交谈。请注意,一个 7 岁的孩子可能不会提供明确的病史。

　　1. 部位、伴或不伴放射性。疼痛部位不断变化或在中心的位置将支持焦虑的假设。左髂窝疼痛支持便秘,而耻骨上或腰部疼痛可能发生 UTI。放射性疼痛不太可能出现在任何可疑的疾病。

　　2. 性质。便秘会导致间歇性腹痛。

　　3. 严重性。对于一个孩子,这是非常主观和困难的评估,但根据就诊延迟,不太可能是严重的。你可能会问,"疼痛会让你停止做什么?"

　　4. 周期性。事实上,这种疼痛只发生在早上,这提示了是一种心理原因,比如担心去上学。

　　5. 诱发、加重、缓解因素。与焦虑相关的疼痛会出现在压力大的时候,可能是由学校或家庭的重大变化引起的。同样,当 Debbie 玩得开心时,症状就不那么明显了,例如在周末。排便困难、便秘时的剧烈运动很可能在排便时产生局部疼痛,而在其他疾病则不会出现这种情况。与 UTI 相关的疼痛也可能伴有排尿困难。

6. 相关的特性。如果存在发热、尿频、夜间多尿、排尿困难等典型的尿路症状,更具体地说儿童存在遗尿症,将支持 UTI 的假设,尽管焦虑也可能导致尿频和遗尿症。

7. 确认 Walters 夫人的担忧以及她今天就诊的原因。问一些开放性的问题。"你让我检查 Debbie 的时候,有没有特别担心什么?"或者"根据到目前为止你告诉我的情况,在看了 Debbie 之后,我怀疑是不是发生了什么非常严重的事情。在我检查她之前,别的还有什么应该让我知道的吗?"希望这能澄清任何问题,并给 Walters 夫人一个机会来讨论任何潜在的问题。

根据以上的病史,然后对于每一个仍在考虑的假设,寻找任何附加的但具体的特征是合适的。

如果 Debbie 看起来很焦虑,就应该记录更详细的病史,包括学校和家庭的情况,比如欺凌、戏弄、婚姻不稳定或一个亲戚生病。还应寻找心理问题的其他特征,例如苛求的行为。

如果 Debbie 出现便秘,将需要询问饮食史,以便提供合理的纠正建议。

如果 Walters 夫人提出了另一个问题,应该在适当的时候继续进行探查。

场景 7（Frank Shearsby）

问题 22

（你认为是什么因素增加了 Shearsby 先生的担忧？）

作为一名砌砖工人,Shearsby 先生在最近 3 周内可能无法工作。这可能会带来经济方面的影响,甚至可能有失业的风险。他可能担心自己未来的健康状况。

据推测,几天前他的肌肉拉伤有所改善。因此,他可能希望现在自己的腰部能恢复得更好。他可能担心你会做出错误的诊断,或者担心他有更严重的问题。也许他知道有一个亲属或朋友也有类似的表现,但变成有一个严重的潜在的原因。

由于受伤发生在工作场所中,他有可能正在寻求赔偿。

Shearsby 先生的妻子可能比他更关注,她可能建议他征求第二个意见。背部疼痛可能会影响他们的婚姻,尤其是性生活方面。

问题 23

（你会如何回应 Shearsby 先生的转诊要求？）

你需要澄清他提出这个要求的原因，以便做出适当的回应。然而，如果这在临床上是合理的，你应该尊重他选择第二个意见的权利，并让他知道，如果你认为这是有保证的，你会准备为他安排好。

以一种不具威胁性的方式使用开放性、反思性的询问，很可能鼓励他表达自己的关切。这类问题可能包括，"你说你担心的可能是更严重的事情。你在担心什么？"和"你已经要求看了一次专科医生。你希望他能为你做些什么？"根据他的回应，可能需要更多的探究性问题来进一步寻找他的关注点。

问题 24

（在这次接诊中，你将如何处理 Shearsby 先生的问题？）

进一步的管理应该以 RAPRIOP 模式为基础

1. 安慰和解释。在引起 Shearsby 先生的关注之后，你应该能够安慰他，他没有坐骨神经痛，并解释坐骨神经痛包括坐骨神经炎的加重，疼痛很可能会（可能）沿着腿部延伸 / 放射，伴有神经受累的体征，而他没有。然后有必要向他解释：

a. 为什么他可能仍然有简单的背部肌肉拉伤，即起病与提东西有关，出现局部压痛。

b. 背痛的持续时间很难准确预测，可能会持续几个星期。

你可能不得不反驳他对简单肌肉拉伤及其持续时间的一些误解。

2. 建议。你需要弄清楚是否遵循了之前的建议。维持必要的活动是积极的腰部管理的关键部分。他应避免卧床休息或长时间坐着，并应注意正确的姿势。应该教他如何正确地弯腰和提东西，特别是因为这可能会导致他的受伤，也可以给他适当锻炼的建议。要留意他可能需要请假证明。

3. 处方。你应该检查一下 Shearsby 先生是否服用了他的处方药。如果是这样，你需要知道这是否足以允许他保持活动。下面的一种或多种药物的组合都是可以的：

a. 非甾体抗炎药，如布洛芬每 8 小时 400mg，应与食物一起服用；应该避免饮酒，并警告他可能出现消化不良。

b. 肌肉松弛剂，例如安定，每 8 小时 5mg，但只能连续几天服用，这可能会导致嗜睡。

4. 转诊。这将取决于 Shearsby 先生接受你解释和安慰的程度。你应该说想让他给你建议的管理计划一个机会，希望以此来和他进行协商。也许物理治疗师可以提供更专业的建议和治疗。如果他的背痛在两周治疗后没有好转,则同意把他转诊给专科医生。

5. 检查。虽然对腰椎和骶椎进行 X 线检查可能有助于消除疑虑,但在腰痛的情况下,这种检查通常没有帮助。因此,你应该拒绝任何请求或者坚持进行 X 线检查的想法。

6. 观察。在 2~3 周内安排一次进展情况回顾分析是合适的,主要是为了安慰 Shearsby 先生,你了解他的担忧。你应该指出转诊的需求,然后进行重新评估。或者,如果 Shearsby 先生表现出足够的信任,你可以和他公开约定,如果没有改善,建议他再次就诊。

7. 预防。这次接诊与他背部的问题不相关,考虑预防性照顾可能是不合适的,以免影响你的目标。然而,由于他很少就诊,你可能决定在随访的接诊中,检查他的吸烟习惯、血压和心血管疾病家族史。

场景 8（Jenifer Sharnford 女士）

问题 25

（在本次接诊中,识别出最有用的预防性干预机会,并说明你将如何着手采取行动。）

由于目前有很多机会,因此可能存在信息超载的风险。你应该认识到 Sharnford 女士是一个聪明的女人,并向她提供适当的、清晰的和优先考虑的信息。使用明确的分类,首先陈述最重要的观点,然后总结（或可使用手册／宣传单）,这是一些你应该使用的沟通技巧。

主要涉及两个主题:国外旅行建议和孕前照顾。

国外旅行建议

最重要的方面是保护性免疫接种和疟疾预防。如果你不确定肯尼亚和坦桑尼亚目前的要求（很可能是这样）,请咨询最新来源的信息。在编写本书时,有如下要求:

推荐	有时推荐
破伤风	白喉
小儿麻痹症	肺结核
甲型肝炎	乙型肝炎
伤寒	狂犬病
黄热病	脑膜炎
覆盖疟疾（氯胍＋氯喹）	

需要结合目前的建议，对她暴露的相对风险进行评估，以便能够确定最适当的措施。如果她想住在高档的酒店，承担风险不高的活动，只需要指出那些推荐的要求。明确指出，疟疾应在旅行前 1 周开始覆盖，并在她回国后继续覆盖 4 周。还应提供一般保健建议，集中注意避免蚊虫叮咬。为她提供一本"旅行者健康指引"小册子，因为它包含了在国外医疗保健的一些有用的附加建议。

孕前保健

Sharnford 女士 38 岁，未生育过；因此，你应该集中注意 4 个主要方面：咨询、生活方式建议、适当的体检和检查。

1. 咨询

a. 最重要的问题是，胎儿畸形的风险会随着产妇年龄而增加。她（以及她未来的丈夫）的观点应该确认神经管缺陷和唐氏综合征筛查。这应该包括他们的态度和可能的反应，如果测试结果呈阳性，涉及终止妊娠的可能性。建议她从现在开始每天服用叶酸 400 μg，直到怀孕第 12 周，这样可以降低神经管缺陷的风险，如果需要的话，也可以提供处方。

b. 建议她在服用抗疟药期间避免怀孕，其次，在试图怀孕的同时避免不必要的用药。你不知道她目前的避孕方法，但如果她想在近期怀孕，隔膜法可能是最好的。

2. 生活方式

a. 你应该引导她的饮食习惯，确保饮食均衡。

b. 询问她的吸烟和饮酒情况，然后给出相应的建议。

3. 体格检查

a. 评估她的身体质量指数。如果她超重了，讨论一下控制体重对她自己和未来怀孕的好处。检查她目前的饮食习惯，协商修改食谱。由于随访通常能改善患者对饮食的反应，因此可以考虑转诊给执业护士或营养师。

b. 应检查血压，如有需要应随访血压读数。

4. 辅助检查

a. 你应检查她的宫颈细胞学是否符合最新情况，如情况并非如此，她应预约执业护士进行涂片试验。

b. 孕妇应避免接种活疫苗，包括风疹。今天主动检查她的风疹状况，如果她的免疫力低或缺乏，就可以在怀孕前接种疫苗。

场景 9（Richard Whetstone）

问题 26

（你最初的诊断假设是什么？解释一下你是怎么想到这些的。）

诊断前解释

一名既往健康的 40 岁男子已咳嗽 2 周，表明是一种不危及生命的感染性原因。虽然局部的原因有可能导致咯血，例如与 URTI 相关的咽喉充血，但仍需考虑更严重的原因。

假设

最有可能的	不太可能的
URTI	肺癌
急性支气管炎	结核病

最有可能的解释是，他患有 URTI，喉部充血的局部血管受到损伤。

急性支气管炎之前常常伴有 URTI。它通常不会引起咯血，但反复用力咳嗽可能会导致充血的血管破裂。

虽然年轻，对于肺癌你需要确定 Whetstone 先生是否有其他的危险因素。

现在结核病不那么流行了，但由于咯血是这种可治愈疾病的一个重要症状，而且他的职业会使大量儿童处于危险之中，因此必须将其排除在外。

问题 27

（你想问什么问题来检验你的假设？解释一下这些问题可能对你有什么帮助。）

你需要弄清楚目前的两个症状。首先是咳嗽。

1. 咳嗽的持续时间是已知的，即 2 周。
2. 周期性。咳嗽有多频繁？由于咽喉痒 / 咽痛而反复咳嗽提示有 URTI。
3. 诱发、加重或减轻的因素。麻醉药含片可以减轻 URTI 的咳嗽。
4. 相关的特性。咳嗽有诱因吗？刺激性的、支气管的、非增殖性感染的咳嗽会支持肺癌的假设。持续性咳嗽并咳脓痰可支持急性支气管炎，但如果咳脓痰，我们不能排除隐匿癌症的继发性感染。急性支气管炎患者的痰呈黄色或绿色，而肺结核患者的痰呈典型的草黄色。

接下来是明确咯血。咯血是什么颜色的？明亮的血液支持 URTI，而暗红色的血液支持急性支气管炎、肺癌和结核病。少量或条状血提示 URTI 或急性支气管炎。在肺癌或结核病中，会有更频繁和更大量的血液，可能带有血块。

下一步是有选择地寻找更多的信息，以帮助确认或否定你的诊断假设。

开始提出一个开放性的问题。例如："除了咳嗽和咯血，你还注意到别的什么吗？"或者" 除此之外，你过得怎么样？ "Whetstone 先生可能会担心自己，你需要引出他的恐惧和担忧。问一个开放性的问题，例如："咯血对你来说显然是个问题，你对此有什么特别的想法吗？ "

如果这不能产生任何有意义的答案，就需要更具体的问题。需要对与肺癌和结核病有关的问题进行敏锐的询问。

发热支持感染，但盗汗特别支持结核病。除 URTI 外，所有疾病都会出现呼吸困难，但急性支气管炎的发病速度更快。在肺癌或结核病中，如果出现呼吸困难，无论是肺硬变、肺叶实变或胸腔积液都必然存在，患者就会有 "生病"。不论发生何种情况，患者的病史通常较长。

胸膜疼痛可能是由于感染或恶性肿瘤侵犯胸膜。

显著的体重减轻支持肺癌或结核病。

吸烟会导致急性支气管炎和肺癌。相反，肺癌在非吸烟者中是非常不可能发生的。如果他是一个吸烟者，问问他的日常消耗情况：吸烟者吸烟量越大，患肺癌的风险就越大。

问题 28

（你现在的假设是什么？ 解释一下你是怎么想到这些的。）

假设

最有可能的	不太可能的
急性支气管炎	肺癌
	结核病

绿色的痰和发热支持感染。吸烟史支持急性支气管炎和肺癌。你不能用额外的病史排除结核病，但是根据咯血和痰的颜色和数量，现在可以排除 URTI。

问题 29

（你现在会做什么检查来检验你的假设呢？ 解释一下你的检查对你可能

有什么帮助。)

　　先做一个常规检查。Whetstone 先生看上去是生病了还是健康的？如果他看起来病了，更有可能是一个严重的潜在原因。发热会引起感染。如果 Whetstone 先生确实患有肺癌或结核病，那么你不太可能在这么短的病程中发现体重减轻、杵状指或淋巴结肿大的体征，但这些都应该寻找。

　　对呼吸系统的具体检查将有助于证实或反驳你的假设。触诊气管，气管可能因恶性肿瘤或结核病而向萎缩区偏移，但因恶性肿瘤造成的积液挤压会使气管推向健侧。叩击胸部，听到浊音，这可能出现在萎缩或固结的区域，如果有积液，听起来可能像石头一样沉闷。听诊有无湿啰音（可能提示感染）、干啰音（可能由恶性肿瘤的梗阻引起）和胸膜摩擦音（可能同时存在于感染和恶性肿瘤中）。

问题 30

　　（在这次接诊中，你将如何管理 Whetstone 先生？）

　　肺癌是一种预后较差的严重疾病。你可能希望 Whetstone 先生会关注他的症状，但他可能没有认真考虑过癌症的诊断及其影响。因此，这个诊断对他来说可能是一个巨大的打击。我们需要表现出同理心，建立有效的医患关系。评估要提供多少信息，这将取决于他的回答。重要的是要保持沉默，按照他的节奏前进，在每一个阶段都要检查他是否愿意继续。我们还应该记住，该诊断尚未得到证实，剩下极小的可能性他可能实际上没有得癌症。对于 Whetstone 和他的家人进行进一步的确认性检查之前，这种怀疑的成分将留出一段时间进行调整，让他接受从一个健康的人变成可能患有绝症的人。你还需要考虑我们应该在哪个阶段让他的妻子参与讨论。如果在他妻子能来的时候他想再约一次，问 Whetstone 先生是合适的。然而，如果他表达了希望听到所有的信息，那么他当然有权从伦理上得到这些信息。

　　当被问及结果时，这样开头说也许是合适的："我担心消息不好。" 解释说在 X 线片上发现了一个阴影。如果他问这是什么意思，你承认有癌症的可能性，这需要进一步检查来排除。检查他对疾病的理解和他可能有的任何先入之见。可能需要讨论他的一些信念或担心。

　　在你得到更多的信息之前，在这个阶段最好避免讨论治疗和预后，但是要告诉他治疗方案是可行的。

　　向他解释，需要紧急安排转诊给胸科医生，但要确认他是否同意。

　　给 Whetstone 先生时间来适应这个消息，并给他机会问更多的问题。

　　准备好讨论时他要对妻子说什么，以及他希望她的回答是什么。

　　让他知道你会在这个艰难的时期支持他。

在他已经到医院后,安排更多的预约就诊,如果已确诊的话,可以提前预约。他也许希望和妻子一起去。

问题 31

（列出现在和将来可能出现的问题。）

使用三重诊断来归纳你的回答。记住你是全家人的医生。

短期问题

1. 身体	a. 继发感染	b. 控制症状,例如疼痛		
2. 社会	a. 他失业了,随之而来的经济问题	b. 立遗嘱的需要	c. 他妻子和孩子们对他的疾病及其可能损失的反应	d. 家庭的应对能力
3. 心理	a. 愤怒、震惊和否认	b. 担心他的未来	c. 抑郁症	

长期问题

1. 身体	a. 继发感染	b. 控制症状,如咳嗽、疼痛、呼吸困难	c. 帮助护理,如压疮区域、如厕需求、个人卫生
2. 社会	a. 家庭的应对能力	b. 关于死亡地点的决定	
3. 心理	a.（不）接受死亡	b. 家庭应对丧亲之痛的能力	

场景 10（Woodhouse 夫人）

问题 32

（在这个案例中出现了什么伦理问题,在这次接诊中应该与 Woodhouse 夫人讨论哪些问题？）

在这次接诊中,我们应该记住,我们听到的只是记录了一部分对话。由于被意外告知她需要子宫切除而感到震惊,患者可能已经忘记了很多内容。

需要考虑以下伦理问题：

● 有利 / 伤害。医生的首要职责是不伤害他人。你需要问问你自己,子宫全切术是否是 Woodhouse 夫人目前的治疗选择。她是应该等到自然绝经后再尝试各种各样的药物来帮助控制月经,还是冒着贫血的风险来应对她月经过多的情况? 子宫全切术可以阻止月经过多,但这是一项有相关风险的大手术,术后恢复期较长。激光切除子宫内膜是一种侵入性较少的手术,但她会冒着症状复发的风险。

- **正义**。在治疗方案的可获得性方面,应该对所有患者一视同仁。患者不应该受到特定医生的个人临床偏好的限制,包括你自己,除非有研究证据支持这么做。

- **诉说事实 / 患者自主权**。患者有权充分了解可选的治疗方案,对所涉及的风险和益处有一个平衡的看法,并应邀从这些方案中做出选择。

- **知情同意**。Woodhouse 夫人已被列入子宫全切术的名单,但她可能并没有完全认识到或理解其不利的后果,如手术并发症,如果也进行双侧输卵管卵巢切除术,可能需要激素替代治疗。

待讨论的问题

你需要了解 Woodhouse 夫人就诊的原因,因为这将是讨论的重点。你应该检查她是否理解不同性质的选项。也许有必要反驳一些错误的信念。

她是想要:
- 进一步解释为什么要选择子宫全切术?
- 关于手术和术后恢复期的信息?
- 子宫切除后果的信息,例如对她性生活的影响,是否需要激素替代疗法等?
- 了解来自专科医生的第二意见,谁可以做子宫内膜切除术?
- 找妇科医生就诊?

问题 33

(在这次接诊中,你现在打算怎样应对 Woodhouse 夫人呢?)

1. 解释。你可以尝试不同的处方药物,如果这些药物无效,只要她愿意,你会很乐意把她转诊给另一位要求做子宫内膜切除术的专科医生。证实她对这个计划满意。提醒她,你还没有收到专科医生的来信,如果信中有任何新的或相互矛盾的信息,可能需要修改你的建议。确认你将写信给专科医生,通知他关于患者取消手术的决定。

2. 处方。一线治疗药物包括非甾体抗炎药,例如:甲芬那酸 500mg,每天 3 次;氨甲环酸 1~1.5g,每天 3~4 次;酚磺乙胺 500mg,每天 4 次,均在月经期间服用。激素治疗将是后续的选择。请告知 Woodhouse 夫人,所有这些药物都可能引起肠胃不适,非甾体抗炎药最好与食物一起服用或饭后服用。

3. 检查。检查她最近一次的全血细胞计数结果,如果以前的数值低和 /

或超过了 3 个月，重复检查一次。这将提示月经过多的严重程度和新的或持续的铁剂治疗的必要性。

4. 观察。3 个疗程后复查，如果有效，考虑继续治疗或改用其他疗法。确认你会联系她，如有必要，用门诊信件与她联系。

5. 预防性照顾。借此机会讨论一下减肥和戒烟的好处。首先总是要明确患者对好处的理解，然后进行适当的教育，纠正错误的认识，并建立在改善她生活方式的积极方面。在这些问题上，看她是否希望采取行动。如果她同意，和患者一起制定一个计划，并以一个具体的目标结束就诊。发宣传单支持你的建议。安排适当的随访来支持，这可能包括转诊给执业护士、营养师或专门的自助小组。如果她拒绝你的建议，阐明她的理由。反驳任何毫无根据的理由。解释一下，戒烟和减肥是她能采取的两项最重要的行动，以实现更健康的生活方式，其中戒烟是最重要的。关注任何相关的家族史来支持你的论点。记住，你的任务是教育和告知你的患者，但她有权决定是否接受你的建议。

6. 最后，考虑到她的心血管风险增加与吸烟和肥胖有关，测量她的血压是合适的，考虑到她的肥胖，还需要排除糖尿病。

场景 11（John Sutton）

问题 34

（识别出在本次接诊中出现的最有用的预防性干预机会，并说明你将如何着手对它们采取行动。）

Sutton 先生患缺血性心脏病的风险在增加，因为他吸烟，他的父亲在比较年轻的时候患有心肌梗死。

首先，你需要了解 Sutton 先生对这一风险的看法。告诉 Sutton 先生你从病历记录上注意到他父亲有过心脏病发作。询问他是否意识到这会使他患心脏病的可能性更高，以及之前是否与他讨论过这个问题。如果有，你将需要相应地更改你的应答。如果没有，就按下列步骤进行。

- 阐明 / 调查他对遗传风险的理解，并在适当的时候进行教育。
- 安慰他，有可能降低这种风险。积极的态度将有助于获得他的支持，便于改变生活方式的风险因素。
- 你需要告诉他，他现在必须采取的最重要的行动，就是戒烟。
- 检查他对吸烟的危害性的理解，并在必要时教育他戒烟的好处。让他专注于与 Sutton 先生最为相关的好处，即降低缺血性心脏病的风险。
- 反对任何毫无根据的继续吸烟的理由。

- 确认他的决定。记住，他有权决定是否接受你的建议。

如他同意尝试戒烟，请按以下步骤进行：
- 商定一个计划。这应包括一个可实现的目标和进行适当的随访，以便提供连续的支助。
- 考虑获得他妻子的帮助，尤其是她也吸烟的话。
- 有一个"戒烟"诊所，他有可能想去吗？
- 他希望使用尼古丁贴片或口香糖来减少他的吸烟渴求吗？
- 随后，如果没有取得改善，可以考虑针灸和催眠疗法等替代性干预措施。

如果时间允许，而且 Sutton 先生仍愿意接受，你在今天还可以考虑另外两个机会。但是，你应该避免信息过量，并且不要偏离主要的消息。

- 建议他进行有规律的锻炼，让他每周出 2~3 次汗，每次 30~45 分钟。解释这将改善和保持令人满意的血液循环到心脏。
- 虽然他的身体质量指数没有升高，给予健康饮食的建议仍然是合适的。考虑给他一张宣传单。为他提供血脂检查。你可能需要解释一下血脂升高和缺血性心脏病之间的关系。可在预约下次随访时，告知他这些检查结果。

最后，总结你的建议，并强调戒烟的重要性。

第 11 章
评估和改善接诊效能

Robin C. Fraser

> 无论是多么资深,没有任何一个医生能对自己的接诊视频完全满意(van Zwanenberg 1998)。

在这本书中一直强调,任何临床医生的核心能力是令人满意地完成接诊患者的能力。而且,全科医学委员会(General Practice Council, GMC)已将获得基本临床方法确定为医学本科教育的核心目标(GMC, 1993)。你的临床老师(包括在医院和全科诊所),会协助你获得适当范围的临床能力,英国医学总会也建议医学院鼓励和使学生们有所准备,为他们自己的学习和专业发展承担更多责任。因此:

> 导师任务的一个关键方面应该是帮助学生根据自己的表现发展诊断技能,这样当他们离开大学时,他们能够自我监督和提高(Stones, 1994)。

第 10 章为你提供了一系列临床挑战,以确定你对接诊患者时需要做的事情的熟悉程度。本章将概述一个系统的方法来分析你自己的全面的接诊效能,以帮助启发你在实际接诊患者时,你如何具体执行。本章的后半部分将为你提供一系列可以采取的具体行动措施,这些内容包含第 2 章中的整个范围内的接诊能力组成部分,由此来帮助你克服任何能识别的缺点。

医学生对本章概述的方法显示出高度的重视(McKinley 等)。它可以非常方便地应用于你自己的接诊视频记录(事先得到有关患者的批准);或者,你可以和一个同学(或登记员)合作,轮流评估彼此"现场的"和/或视频的接诊。

教育评估的基本组成部分

首先向你介绍教育效能评估的基本组成部分，这可能会有所帮助。

通常，"评估"一词被理解（误解）为指的是一场"考试"。在当前语境中，这个术语指的是作为初步确定当前能力的一种教育或形成性评价的手段。

> 形成性评价强调成长和发展。[它]还意味着分析和诊断，我更喜欢"诊断性评估"这个术语。诊断性评估应该以一种比通常情况下更善于分析的方式，向学生们提供持续的反馈（Stones, 1994）。

教育评估或诊断性评估有 3 个基本的组成部分：
- 一场效能测试
- 一个教育诊断
- 一张教育处方

在临床医学中，最恰当的效能测试是临床接诊，在临床接诊中，医生必须应对不同患者提出的广泛挑战。每个医生做出适当反应的程度，将决定他们各自的临床能力水平。

下一步是进行诊断性评估，得出一个教育诊断。在最简单的层面上，这意味着确定具体的接诊优点和缺点。（最终的目标应该是逐一核对具体组成部分的优点和缺点，以便产生一个完整的诊断，准确地反映医生的能力，并确定优先顺序。）要做到这一点，有必要根据一套具体、明确的标准来评估医生的表现。

第三步是制定一张教育处方，即一套具体的、实用的和按优先顺序列出的建议，使医生知道怎么能够克服任何被识别的缺点。

认识到在接诊中哪些做得好、哪些做得不好，这是一项相对容易的任务。然而，要找出遗漏之处一点也不容易，即医生本该做的事却没有做。最困难的是，即使是有经验的临床教师，也要有制定教育诊断和教育处方的能力。因此，我建议你在开始自我评估时，先找出自己的具体弱点（同时注意自己的优点）；然后，你应该查阅可能被采用的建议的行动清单，帮助你克服这些困难（请参阅本章后面的部分）。

一种评估你自己接诊效能的系统方法：操作步骤

它的根据是莱斯特评估包（Leicester Assessment Packags, LAP）的一些组

成部分的应用情况（Fraser, 1994; Mulholland 等, 1992）。

步骤 1

熟悉你自己：
- 所需的接诊类别和能力的组成部分（见第 2 章），因为这些有明确的标准，你将参照它来判断你自己的表现。
- 等级的设置标准（见图 11.1）。这些描述将帮助你评估自己的成绩和进步水平。
　　没有必要去死记这些标准。不过，在进行步骤 2 时，我们建议双方都有设定的评估标准副本，以供参考。

　　以下对效能的描述，可以作为衡量成绩水平的标准。

等级	评分	标　准
A	≥ 80%	始终如一地展示对所有类别的掌握程度：标准的效能。
B	70%~79%	始终如一地展示对大多数类别和功能的掌握。
C+	60%~69%	始终如一地展示几乎所有类别的能力，达到高标准和令人满意的标准。
C	50%~59%	显示大多数类别的能力达到令人满意的标准：证实某些类别存在少量遗漏和／或缺陷。大多数接诊的时长适当。
D	40%~49%	在几个类别中表现出不足之处，但没有重大遗漏或缺陷，但目前尚未准备好可以独立诊疗。
E	≤ 39%	表现出几个重大遗漏和／或严重缺陷；总体上显示为不可接受的标准。独立诊疗存在不安全性。

图 11.1　评估接诊效能：等级的设置标准

步骤 2

- 观察自己的视频接诊录像。
- 在 LAP 评估员的记录表单上详细的记录你的效能（参见图 11.2）。你评估的每次接诊或部分接诊时使用一份表格。在你观察接诊过程的时候，有意识的仔细研究确定接诊能力的哪些部分受到了挑战，如果是的话，你实际如何做的并与应该做的进行对比。

莱斯特评估包：评估员的记录表

候选人 _____	评估员 _____		日期 _____
如果特定参数不适用于接诊，请填写 N/A（不适用）			
简短的临床细节	开始时间	结束时间	持续时间 / 分钟
接诊分类	优点	缺点 / 遗漏	效能等级
问诊 / 病史采集			
体格检查			
患者管理			
解决问题			
与患者的行为 / 关系			
预防性照顾			
病历记录			
整体表现的说明（具体的优点 / 缺点）			总分
具体的改善策略			

图 11.2 莱斯特评估包：评定人的记录表单

在接诊的几个阶段，如果合适的话，最好停止录像带，并问自己如下的一些问题：

- 在初步询问患者（采集病史）之后
  - 在这个阶段你初步的诊断假设包括哪几种？
  - 你为何确立这样的诊断？
  - 你准备进行何种体格检查？原因何在？
- 在体格检查之后：
  - 通过检查你有什么发现？
  - 这些检查的结果，对你现在的诊断有何影响？
- 在接诊结束时
  - 试问自己，为何选择这样的诊疗计划？
  - 我忽略了任何机会性预防的建议吗？

希望这些问题的答案,将为你提供思维过程的见解,用来(或不用来)支持你的行动。通过这种方式,你将对你的能力获得进一步的和有价值的见解,包括选择性采集病史、解释和应用病史采集的信息、体格检查和管理等。

步骤 3

- 在每个方格内分配一个等级,以反映你判断自己在每项受质疑的接诊类别的效能水平,以及你整体的接诊表现。请记住接诊类别的相对权重:最重要的是问诊 / 病史采集、患者管理和解决问题(见第 2 章和图 11.1)。

步骤 4

- 制作一个 LAP 组成部分的能力清单,列出你认为属于你的弱项(你也可以列出一个你接诊优点的清单)。
- 查阅具体改进策略的清单,以帮助纠正已识别的缺点(请参阅下面的部分)。
- 采取必要的行动。

通过多次重复接诊这个过程,你不仅会更熟悉这个过程,而且会更精通自我评估和提高你的接诊效能,这应该是一个持续贯穿你整个职业生涯的习惯。

协助克服接诊缺点的策略

本节列出了 LAP 接诊能力的所有组件(病历记录除外)。在所有这些建议的下面,都有一个或多个可以采取行动的建议,帮助读者提高他们的能力,这涉及列出的每项接诊效能。这些建议代表了莱斯特大学全科医学和初级卫生保健系的临床学术人员和一些相关诊所临床教师的共识。虽然改进的策略不是面面俱到的,但反映了这本书所有章节的内容。

问诊 / 病史采集

向患者自我介绍
- 确保让患者知道你是谁,你在这里担当的角色。

让患者放松下来
- 招呼患者,比如称呼患者的名字,用眼神交流,请患者坐下。

让患者畅所欲言,充分表达自己的问题

- 以开放式的提问开始,如"我能为你做点什么""我可以怎样帮助你""告诉我,你自己的……想法"。
- 适当时,给予提示。
- 此时,不要打断患者的叙述。

专心聆听

- 向患者展示你在聆听,例如:用目光的接触、点头等。
- 试图理解患者想表达的信息。
- 不要以叙述下一个问题来取代细心倾听。

需要时弄清楚患者用语的意思,留意患者的用语、用词

- 如果你不明白患者要表达的意思,不要担心,要求他做进一步的解释。
- 不要期盼患者使用和理解的医学或技术性词汇,总是与你对这些术语的理解相关,如"膀胱炎""便秘"等。

简单清晰地提问阶段

- 不要使用专业术语。
- 避免使用引导性的问题,或双重的提问。
- 把问题调整到患者能理解的水平。
- 确保患者能听到你说的。比如,对有听力障碍的患者说话声音要大些。

恰当的时候保持沉默

- 尝试容忍片刻沉静所造成的不安,例如:当患者有困难讲述他的情况,或陷入悲伤痛苦中,情绪不稳定,应给予患者一点时间让他平静下来。

留意患者言语和非语言的表现,说话表达的意思、含义

- 敏锐地察觉到,患者前后不一致或不相配的语言或行为。例如,患者也许会说一件事,但是他们的肢体语言表达的可能是另一方面的意思。又例如一个不常来看病的患者,为了一点琐碎的事来求诊。
- 始终留意患者的行为和情绪。例如:开心或难过,紧张或放松,生气或尴尬等。

明确患者来就诊的原因

- 你需要明确每一个患者前来就诊的原因。找出以下 3 个问题的答案:你为

什么来就诊？你认为自己出了什么问题？你希望我能帮你做什么？有的时候你也许要明确地提问这些问题。

- 在每次诊疗过程中,列出患者的看法、担心和期待。要达到这个目标,就需要有礼貌的但坚持不懈的探究 / 提问。

从患者及其病历记录中找出相关的和精确的资料,帮助辨别最可能的诊断

- 在接诊之前总是认真阅读患者的病历记录,找出之前的疾病行为类型、个人和家庭环境的情况,以前的重要的用药史(包括当前的用药)和最近几次就诊的时间和原因。
- 首先总是清楚地理解主诉,之后寻找相关的症状特点。
- 在你的头脑中有意识地识别关键点,即诊断,你每个最可能的诊断所根据的症状。
- 使用集中式提问的方式来填补你收集资料时欠缺的地方。

恰当考虑生理、心理、社会三方面的因素

- 心中永远铭记三重诊断的理念。
- 当身体上的疾病出现时,总是考虑社会和心理方面对患者健康的影响。
- 考虑到其他社会和心理因素对患者家庭、工作等方面的影响。

以有条理的方法收集信息并清晰地组织表达

- 有系统地采用假设 - 推理的模式。

体格检查

能熟练地、恰当地进行体格检查,准确而敏锐地找出体征(检查的同时要关注患者感受)

- 熟悉使用适当的技巧,来改进体格检查中任何被判定有缺陷的部分——例如通过阅读相关资料,请导师示范,等等——然后在监督下练习。
- 在检查前征求患者的同意,特别是做一些“私密的”检查。
- 对患者采取适当的敏感性检查需要恰当暴露的部位。
- 向患者清楚解释你将会如何进行检查。

在相关的临床环境中,以熟练及灵敏的方式操作常用的仪器

- 熟悉自己对仪器可能不正确的使用(指定哪个),在导师的监督下练习使用仪器。

患者管理

根据诊断结果及其环境的情况,与患者共同设计一套恰当的管理计划
- 切记运用 RAPRIOP:

  安慰和解释:

  对于你的想法给每位患者提供基本的解释,然后试着对问题的本质达成共识,然后决定对此可以做些什么。

  在可能的情况下,与患者的就诊原因联系起来。

  建议:

  针对患者应该担负的责任以及他们应该或能够做的事。

  处方:

  必须清楚理解你开任何药的原因。

  必须考虑药物的主要副作用及药物之间的交互作用。

  如果有怀疑,不要猜测,要查阅英国国家处方集。

  向患者就服药的方法及可能的影响提供足够的解释,包括可能引起的主要副作用。

  转诊:

  记住考虑转诊的需要,并自觉意识到转诊的原因和反对任何可能的转诊的原因,无论是转给医院还是基层卫生服务团队的其他成员。

  检查:

  记住考虑检查的需要,并自觉意识到支持和反对任何可能检查的原因。

  观察或随访:

  应该根据你处理疾病的自然病史,向患者清楚说明是否需要及应该何时来随访。

  记得提供"公开的"随访。

  预防:

  记得对现存问题提供相关的预防意见。

有区别地运用检查、转诊和药物治疗

  包括上述内容。

是否恰当地运用时间
- 当临床结果不明确时,有时可以选择推迟决策,应等到临床结果清楚后再作决定。(有时,正确的做法反倒是不采取任何行动)。

展示理解对患者解释、让他们可以放心和消除疑虑的重要性,使用清晰易懂的语言

- 不要使用专业术语。
- 以患者能够理解的程度加以调整解释。
- 特别是当患者感到痛苦或病情复杂的情况时,提供"小包装"的信息资料。
- 有必要让患者告诉你,他们对管理计划的了解程度及所采取的行动。你可以问患者,"你明白我说的吗?"或者"对我刚才所说的,你有其他问题想要问吗?"

检查患者的理解程度

包括上述内容。

安排有必要的随访

包括上述内容。

尝试在适当的时候帮助患者矫正求医行为

- 准备向患者建议适当地使用临床服务。

解决问题

根据情况做出恰当的最可能的诊断或找出问题所在

- 在可能的情况下,尝试建立确切的病理、生理及/或心理社会方面的诊断。如果情况不允许,试图找出具体的问题。考虑确诊前的推理和筛查是否有助于建立适当的假设。
- 确保诊断假设与你的推理解释相符合。
- 在建立一种推理时,要以正、反两面的信息进行测试后,再尝试确认和弥补不完整的地方。
- 建立合理的清单,以"最可能的诊断"和"不太可能但需要考虑的重要诊断"这两大类别为标题,必须理智地考虑是否每一项诊断都是成立的。
- 准备排除基本上很少或没有根据的诊断。
- 不要过早确定诊断。例如:过早对未成熟的诊断下结论。

寻找相关的和有鉴别性的体征,帮助确认或否定最可能的诊断

- 必须评估患者的身体状况是否看起来好,还是病得很重,尤其是儿童,同时考虑这种现象会影响你做出最可能的诊断。

- 自问你的每一项诊断有哪些体征作依据,然后针对性地进行身体检查,判断是否会引起这些体征。

正确解释和应用从患者的病历、病史、体检及检验所收集的资料

- 给自己足够的时间去分析和应用所收集的资料。不要害怕告诉患者,这就是你所做的事。
- 考虑利用(临时性的)总结。
- 特别是在只有单一项目的资料时,准备查找书籍,询问同事等其他方案。

能够将基础科学、行为科学和临床科学的知识,用来鉴别、管理和解决患者的问题

- 记住你有一个非常庞大的并且涵盖许多学科领域的知识储备。
- 在放弃之前,试图运用自己的基础科学、行为科学和临床科学知识(去做出推断)。考虑"筛查"是否有助于运用你的知识库。

认识到个人能力的局限性和行动的恰当性

- 没有人是无所不知的。你职业的精彩之处就在于能够认识到你能力的局限性,然后采取适当的措施。
- 意识到自己的能力有限时,不要去猜测,应寻求适当的协助,例如查找书籍,询问同行等。

与患者的行为 / 关系

跟患者保持友好但专业的关系,并适当考虑到医疗实践的伦理

- 根据个体患者和个体化诊疗过程的情况,采取友善并专业的态度和言行。

表达对患者需求的敏感性

- 站在患者的立场来考虑患者会有何感受? 然后才能在职业范围内,做出恰当的回应。所谓恰当的回应包括对患者的情况作语言或非语言的表达,例如"我看出你很生气""我能理解这件事""我能看出你焦虑的原因"。

展现一种认识,患者对医生的态度(反之也是如此,注意患者医生彼此的态度)会影响到疾病管理、相互之间合作和依从性的程度

- 在适当的情况下,医生必须能够忍受不确定性。这可能意味着,在某些情况

下，医生将需要满怀信心地向患者传达这样一个信息：尽管没有绝对的保证，但出于对伦理规范的考虑，特定的结果极不可能出现。

预防性照顾

抓住合适的机会实施健康促进和疾病预防
- 考虑接诊患者的年龄和性别，采取特定的预防措施。
- 切记研读患者的病历，寻求潜在的机会，对患者个体采取预防措施。
- 在诊疗过程中，留意语言或非语言的防治性线索。例如：有尼古丁黄渍的手指，或酒精的气味。
- 切记在接诊或针对某一特定患者的情况下使用，否则即使另有说明，这也可能使预防性干预措施是有害的。
- 在找出合理的预防措施后，要做选择，正常情况下限制你自己在每次诊疗过程中对一个患者，只做一项预防性的措施。
- 时刻以患者的动机为考虑的出发点，也就是患者是否已准备做出改变。

对要采取的预防性措施向患者提供充分的解释
- 在你选择预防措施后，一定要提供给患者一份引导性的解释声明。
- 探寻患者的反应（包括他们了解的程度）然后做出反应。
- 随时准备，对采取干预的理由，提供有证据的资料。
- 不必试图对一个知情的、不肯接受干预的患者改变看法。

试图敏锐地取得患者的合作，以促进改变为更健康的生活方式
- 试图与患者协商一套具体的行为改善计划，其中可能包括有计划的随访。
- 列出一致的目标：这可能包括一系列的暂定目标。
- 采取任何预防建议的过程中，对其利益要保持正面的看法，并表示准备支持及提供增援。
- 给予长期的支持，通过随访评估病情进展。

病历记录

见第 2 章。实现所有标准的方法是不言而喻的。

要　点

- 任何临床医生的核心特征是能够在接诊患者时表现出令人满意的能力。
- 作为持续职业发展的一部分,所有的临床医生都必须建立动机和能力来监测和提高自己的接诊表现。
- 必须根据一套明确的、经过验证的标准来衡量效能,以确定具体的弱点(和优点)。
- 通过采取适当行动纠正被识别的弱点,可以提高接诊效能。
- 本章设置了一套系统、有效和可接受的方法,来评估和提高接诊工作表现。

参 考 文 献

Fraser, R. C. (1994). *The Leicester Assessment Package*, 2nd edn. Glaxo Medical Fellowship.

General Medical Council (1993). *Tomorrow's Doctors. Recommendations on Undergraduate Medical Education*. London: General Medical Council.

McKinley, R. K., Fraser, R. C., van der Vleuten, C. and Hastings, A. M. (in press). Formative assessment of the consultation performance of medical students in the setting of general practice using a modified version of the Leicester Assessment Package.

Mulholland, H., Fraser, R. C. and McKinley, R. K. (1992). The reliability of a limen referenced approach to the assessment of consultation competence in general practice: the Leicester Assessment Package. In *Approaches to the Assessment of Clinical Competence*, Part 1, pp. 192–8. Dundee: Centre for Medical Education.

Stones, E. (1994). Assessment of a complex skill: improving teacher education. *Assessment in Education*, 1(2), 235–51.

van Zwanenberg, T. (1998). In *GP Tomorrow* (J. Harris and T. van Zwanenberg, eds.). Abingdon: Radcliffe Medical Press.

附录:

全科医学对医学本科教育的具体
贡献以及开业医生应具备的特征

英国全科医学委员会(General Practice Council, GMC)是负责制定学生所必须达到的总体标准的机构,以通过英国医学院校的资格(最终)考试。GMC发布了一系列详细的建议,在此基础上制定本科课程和资格考试。最新的建议(GMC, 1993)列出了27个教育目标(其中12个描述了所需的知识,3个描述了所需的技能,12个描述了所需的态度)。

以下是从 GMC 的原始列表中选择的 24 个目标,我相信这 24 个目标是全科诊所——以及这本书——可以最特别地帮助学生去实现的(使用 GMC 原始列表中的字母来表示每个目标的字母):

1. 为了获得知识和理解:

a. 向医生提出的健康问题的范围以及为他们识别、调查、预防和治疗疾病而制定的解决办法的范围;

b. 疾病如何出现在所有年龄段的患者中,患者对疾病或他们认为自己生病的信念有何反应,以及在社会和文化群体之间疾病行为有何不同;

c. 疾病的环境和社会决定因素,疾病监测的原则和疾病可能传播的手段,以及分析社区内的疾病负担;

d. 疾病预防和健康促进的原则;

e. 治疗的原则,包括:

   i. 急性疾病的管理;

   ii. 用药行为、处方及其管理;

   iii. 照顾慢病患者及伤残人士;

   iv. 康复和社区范围的照顾;

   v. 缓解痛苦和减轻疼痛;

   vi. 临终关怀。

f. 生殖,包括:

   i. 妊娠和分娩;

   ii. 生育和避孕;

  iii. 心理方面。

  g. 个人和社区层面的人际关系；

  h. 沟通的重要性，包括与患者及其家属以及与参与其照顾的其他医疗和非医疗专业人员；

  i. 与医学实践有关的伦理和法律问题；

  j. 在社区内组织、管理和提供卫生保健，在其处理过程中受到经济和诊疗的约束，以及审查对处理过程的监测。

2. 为了获得和展示技能：

基本的临床方法，包括的能力有：

  i. 获得并记录完整的病史；

  ii. 进行全面体检，评估精神状态；

  iii. 解释从病史和体检获得的结果；

  iv. 对患者的问题进行初步评估，并同他们一起制定检查和管理计划。

3. 为了获得和展示对医学实践最基本的态度，包括：

  a. 尊重患者和同事，不带偏见的，包括背景和机会、语言、文化和生活方式的多样性；

  b. 承认患者在所有方面的权利，特别是有关保密和知情同意方面的权利；

  c. 学习方法以好奇心和对知识的探索为基础，而不是以被动获取知识为基础，并将其保留在整个职业生涯中；

  d. 应对不确定性的能力；

  e. 认识到道德和伦理的责任，涉及为单个患者的照顾和为患者群体提供的照顾；这种意识必须在早期的课程中培养；

  f. 认识到必须始终尽可能提供最高质量的患者照顾；

  g. 培养自我审查和参与同行评议流程的能力；

  h. 认识到个人的局限性，愿意在必要时寻求帮助，作为一个团队的成员有高效率工作的能力；

  i. 愿意运用其专业能力，透过预防医学的实践及鼓励促进健康，为社区及每个患者的幸福做出贡献；

  j. 适应变化的能力；

  k. 认识到需要结合继续医学教育的过程进行持续性职业发展，以确保能保持高水平的临床能力和知识；

  l. 承担责任，尽最大可能促进医学知识的进步，以造福于医疗实践，进一步改善患者照顾的质量。

GMC 在其 1993 年的报告中，还确定了它认为任何独立执业的医生都应该具备的以下特征。那些标有星号的是我认为是全科诊所——以及这本书——可以做出特殊贡献（** 主要贡献，* 贡献）的那些内容。

1. **在医疗实践中解决临床和其他问题的能力**，包括或要求：

a. 具有一种智力上和性格上的能力去改变、去面对不熟悉的事物以及适应变化；**

b. 具有独立的、自主学习的能力；**

c. 具有推理和判断：将知识应用于分析和解释数据，界定问题的性质，以及规划和执行解决问题的策略。**

2. **具备足够的知识，了解人体的一般结构和功能、思维活动，它们在健康和疾病方面的相互作用，以及人与其身体和社会环境之间的相互作用。** 这就要求：

a. 掌握医学所依赖的生理、行为、流行病学和临床科学的知识；*

b. 了解疾病的病因学和自然病史；*

c. 了解心理因素对疾病的影响以及疾病对患者及其家属的影响；**

d. 了解儿童成长和后来衰老对个人、家庭和社区的影响；**

e. 了解有助于健康或疾病的社会、文化和环境因素，以及医学影响这些因素的能力。**

3. **具备接诊技巧**，包括：

a. 具有与患者及其家属、专业同行和当地机构进行敏锐的、有效的沟通技能，并保存良好的病历记录；**

b. 为检查患者的身心状况并进行适当检验所必需的临床技能；**

c. 具有训练良好的临床判断能力，能从病理生理学的角度分析症状和体征，做出诊断，并考虑到生理、心理、社会和文化因素，向患者提供建议；**

d. 理解临终关怀的特殊需要。*

4. **获得医生专业范围内的高水平的知识和技能**，包括：

a. 了解该专业内的急性疾病、残疾和慢性疾病，包括它们的生理、心理和社会影响、康复、止痛，以及对支持和鼓励的需求；**

b. 对急、慢性疾病进行相关的手术、生化、药理、心理、社会和其他方面的

干预。*

5. 愿意并有能力在紧急情况下处理常见的紧急医疗情况和其他疾病。*

6. 为预防疾病和促进健康做出适当贡献的能力，包括：

a. 了解预防医学和健康促进的原则、方法和局限性；**

b. 了解医生在教育家庭和社区，以及普遍地促进健康方面的作用；**

c. 识别个人风险并采取适当措施的能力。**

7. 具备识别和分析伦理问题的能力，从而使患者、他们的家庭、社会和医生在做决定时，适当考虑到这个问题；这样理解：

a. 了解医疗专业在伦理标准和法律责任方面的知识；*

b. 了解医疗社会立法对医疗实践的影响；**

c. 认识到医生自身的个性和价值观会影响他们处理伦理问题的方法。**

8. 保持与高水平的专业实践相适应的态度和行为，包括：

a. 认识到科学方法和人道主义方法的结合是必要的，包括批判性的学习方法、开放的思想、同情心和关注患者的尊严，并在相关情况下关注患者家属的尊严；**

b. 认识到优质临床医疗取决于医生和患者之间的伙伴关系，建立在相互理解和信任的基础上；医生可以提出建议，但患者必须决定是否要接受；**

c. 承诺提供高质量的照顾；意识到医生自身知识和现有医学知识的局限性；认识到医生有责任使自己专业领域的知识保持更新，并留意其他领域的发展；**

d. 愿意接受评审，包括自我审核，对其他医生的效能评审。*

9. 熟练掌握团队工作所需的技能，并在适当的时候能承担团队领导的职责，要求：

a. 认识到医生需要在预防、诊断、治疗和管理方面同其他卫生保健专业人员和患者本身的合作；**

b. 理解和欣赏护士和其他健康保健工作者的角色、职责和技能；*

c. 领导、指导和协调他人工作的能力。**

10. 获得行政和规划方面的经验，包括：

a. 有效管理医生自己的时间和职业活动；*

b. 适当使用诊断和治疗的资源，认识到经济和实践方面的限制会影响到

卫生保健的提供；[**]

　　c. 如有需要，愿意参与有关机构的工作，为医疗服务的发展和管理提供建议、规划和协助，例如 NHS 当局和信托机构、皇家学院和大学的学系以及专业协会。[*]

　　11. 认识到有机会，并在可能时，接受为提高医学知识和技能做出贡献的责任，这包括：

　　a. 了解研究方法的贡献，了解他人的研究成果在医生自己专业内的解释和应用；[*]

　　b. 在适当的时候，愿意对医生专业领域的研究做出贡献，包括个人贡献和鼓励年轻的同事参与。[*]

　　12. 认识到有义务教导他人，特别是正在培训的医生，这需要：

　　a. 承担培训本专业年轻同事的责任，并在需要时有责任教授其他医生、医学生和其他卫生保健专业人员；[**]

　　b. 认识到教学技能不一定是与生俱来的，而是可以学习的，并愿意去获得它们；[**]

　　c. 认识到教师是榜样，会对每个学员的行为和实践标准产生最大的影响。[*]

参 考 文 献

General Medical Council (1993). *Tomorrow's Doctors*. General Medical Council.